健康SDGs

お湯を代えれば命が変わる！

ぬるめ30分

お風呂に
寝たまま
有酸素運動

■著
小星 重治

■監修
医学博士 奴久妻 智代子

Treat yourself well.

スティーブ・ジョブズが残した「最後の言葉」の一説より。

あらゆる不調と
病気を跳ね返す
「重炭酸温浴」

笠倉出版社

はじめに——
あらゆる不調と病気を跳ね返す「重炭酸温浴」

ドイツの温泉で驚くほど疲労回復

私はこの10年、「重炭酸温浴」という入浴法を広めることに力を注いできました。重炭酸温浴をひとことで言えば、「人間が本来体内にもつ生体恒常機能を利用した、健康効果の高い入浴法」です。

「重炭酸イオン」が皮膚を通し血管内に浸透することで、生体恒常機能が働き、血管内皮に分泌される一酸化窒素（N《エヌ》O《オー》）が血管を拡張、血流が一気に促進されます。この作用により、入浴後も体温が上昇し、睡眠の質の向上、老化防止、免疫機能向上など高い健康効果を発揮し、さまざまな不調が改善するとともに病気の予防につながるのです。

私は化学技術者です。いまから25年ほど前、当時はコニカ㈱の開発センター長だった私は、ドイツのハンブルクにあるコニカ関連の現地会社である写真用錠剤工場の建設責任者として、現地をたびたび訪れていました。渡独の目的は、写真現像による環境汚染防止のための写真用錠剤ケミカルの開発と生産でしたが、製造工場建設も責任範囲だったため、頻繁にドイツにたびたび滞在していたのでした。これがのちの「重炭酸イオンを用いた新しい入浴剤」の開発に役立つことになったのです。

北ドイツにあるハンブルクは、北海に注ぐエルベ川沿いに、9世紀に成立した歴史のある港湾都市です。ベルリンに次ぐドイツ第二の都市であるにもかかわらず、日本からの直行便はありません。ハンブルクを訪れる際は、南ドイツのフランクフルト空港に降り立ち、飛行機を乗り継いでハンブルクに向かいます。私はドイツに行くたびにフランクフルト近郊の温泉療養地で宿泊し、日頃の疲労や長旅の疲れを癒やしてから、月曜日の朝1時間のフライトでハンブルクに向かうのが常でした。

この頃の日本での私は、開発部門の責任者として毎日夜遅くまで仕事に追われ、疲れ切っていました。疲労困憊《こんぱい》のなか、十数時間もかかるヨーロッパ便は非常につらいものでしたが、土曜日にフランクフルトに着くと近郊の温泉療養地に宿をとり、日曜日は朝から医師の指導で3時間も「自然炭酸泉」に入浴。その晩は驚くほど体が温まり、時差も忘れてぐっすり眠れ、日本での疲労も吹き飛んでしまいました。

びっくりするほど疲労回復効果の高いドイツの温泉を体験するたびに、この湯を日本にもち帰り、いつか家庭用入浴剤を開発したいという思いが募ったものです。

ドイツの炭酸泉を再現する入浴剤開発

ドイツには健康保険で湯治ができる世界的な温泉療養地「クアオルト」が数多くあります。なかでも有名なのが、バーデン＝バーデン、バート・クロツィンゲン、バート・ナウハイム。いずれも南ドイツの温泉療養地です。こうした温泉療養地にはベッド数1500床程度の温泉病院があり、80名ほどの医療従事者や専門医が常駐していて、ドイツの人々は医師のアドバイスを受けながら温泉湯治をして4週間ほどを過ごします。がんや心臓病などの難病をはじめ、あらゆる病気の治療が行われていました。

私は1泊か2泊の短期ビジターでしたが、医師からのアドバイスで午前中3時間ほど35〜36℃のぬるい温泉プールで過ごし、昼食後は日光浴や散歩を指導されました。3時間もの入浴は初体験でしたが、湯温が低いから何時間でも湯のなかで遊んでいら

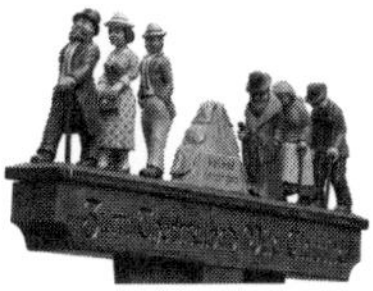

バート・クロツィンゲンの看板。写真中央は炭酸泉。療養前の老人3人（写真右手）が、療養後（写真左手）は元気な姿で帰っていく。

れます。「ぬるすぎると思う湯ほど、血流が上がって体が芯から温まる」と医師から説明があり、びっくりしたものでした。あとで勉強してからわかるのですが、たった1日か2日で、日本での激しい疲労までもが吹き飛び、夜は熟睡、朝もすっきり目覚めて翌日からハンブルクで元気に仕事ができた秘密は、ドイツの炭酸泉の泉質にありました。重炭酸イオンが豊富に含まれる湯に3時間もつかることで、血管内皮に大量のNO《エヌオー》が分泌されて血流が促進されるのです。

あるとき、バート・クロツィンゲンにある「ビタクラシカ」という温泉館の表看板を見て納得。その看板は、腰の曲がった3人の老人が杖をつきながらこの町に来て、健康保険で温泉湯治療養を数週間したのち、帰るときには腰がピンとするほど若返り、杖を捨てて元気に帰る姿をモチーフにした人形で構成されていました。ここに温泉が医療として利用されている理由が示されています。エビデンス（医学的根拠）は、クアオルトの長い歴史のなかで実際に健康になったドイツの方々です。

この看板を見て、「定年後の社会への恩返しはこれだ。この湯を研究しよう」と研究者魂に火がつきました。ドイツの温泉の泉質が再現できれば、日本ならどこの家庭にもお風呂があり、毎晩の入浴習慣があり、4週間どころか毎晩湯治ができます。もちろん、健康保険などいりません。

「70歳定年制が努力義務化されるなか、ぴんぴんきらりと最後まで病気知らずの健康な高齢化社会がつくれるはず。世界一寝たきりの人が多く、医療費43兆円を含む年金・介護を合わせた社会保障費（国や個人・民間が負担している総額）は１２０兆円を超え年々増大している。この医療費を削減し国家財政の再建に貢献できるかもしれない」

これが、いまの私の強い思いです。

私自身も重炭酸温浴の愛用者

私は会社勤めをしながら、ドイツの自然炭酸泉が血流を改善するメカニズムについて研究し、定年後は日本各地の温泉を訪ね歩き、たどり着いたのが大分県竹田《たけた》市の「長湯《ながゆ》温泉」です。長湯温泉は日本でも数少ない炭酸泉で、pH《ペーハー》を測るとドイツの温泉と同じ中性、pH６・7～6・9で含まれるミネラル成分も近い泉質でした。

私は新潟大学の安保徹《あぼとおる》博士を訪ね、自律神経と免疫についてご教授いただきながら医学を学び、中性の自然炭酸泉が驚くほど血行を促進する「血管内皮に一酸化窒素

（ＮＯ《エヌオー》）を分泌し血管を拡張する」生体恒常機能の働きを知ることになりました。

詳細は各章に譲りますが、地下で発生した炭酸ガスが中性の地下水に溶け、中和されて炭酸ガスが重炭酸イオンに変化し湯中に溶解、この中性重炭酸イオンが肌から血管に浸透し、血管内のＮＯ産生が促され、血管が拡張して血流が改善されるのです。

私は勤めていた会社を定年退職したあと、62歳で会社を起こし、65歳のときに家庭でも自然炭酸泉につかるのと同じ効果のある中性重炭酸イオンが発生する、まったく新しいタイプの入浴剤を開発することに成功しました。

ドイツの自然炭酸泉を体験してから16年、「培った写真技術を使って社会に恩返しをしたい」という思いに支えられ起業しての挑戦です。医学を学び、日本各地の温泉の泉質を研究、技術的な難題を乗り越えて試行錯誤をくり返した末の難産でした。

重炭酸温浴は、ほかでは得がたいさまざまな健康効果を発揮します。

37兆個の細胞の隅々まで、栄養や酸素、免疫細胞やホルモンを届け、老廃物を回収する血流は健康のインフラ（基礎）です。血流が上がって体温が36・5℃以上となれば、この温度で酵素は活発に働きます。

また、体温が上がれば、睡眠の質も向上します。高いリラックス効果によって副交感神経を優位にして自律神経のバランスを整え、熟睡度に応じて生成される「成長ホルモン」が細胞を再生します。なによりも、血管拡張作用のあるNO《エヌオー》が血管を若返らせます。そして、体温が改善されれば平熱が上がり、ウイルスなどと戦うリンパ球の自然免疫が活性化し、病気に強い体がつくられるのです。

もちろん、私も自身で開発した重炭酸温浴剤の熱烈な愛用者です。早朝45分から1時間ゆっくりと湯船につかり、血流を促してから出社して仕事にとりかかり、夜も帰宅してすぐ、同じように40分から1時間温浴し、忙しい場合も30分は入浴します。休日などは昼間でも3回4回と、暇があれば何回でも入浴します。

体温が37℃近くになっているため、布団に入れば、なにも覚えていないほどすぐに寝つき、朝まで目が覚めることはありません。人間は入眠時に体温が下がります。体温が高いほど下げ幅が大きいため熟睡度も高まるのです。冷え性の人がなかなか眠れず、熟睡も難しいのは体温の下げ幅がとれないためです。

おかげで、77歳になった現在、この10年間風邪1つ引かず、薬を飲んだことも歯医者以外のお医者さんに行ったこともありません。高かった血圧は110／64㎜Hgに下がり、老眼も消えて裸眼で視力1・2。疲れもほとんど感じません。15年前、会社を定年退職した頃のほうがよほど疲れて元気がなかったように思います。かつては毎週下痢や便秘の不調があり、胃腸薬が手放せなかったのが嘘のよう。ドイツの温泉館の看板のように、はるかに若返ったいまの自分があります。

大分、大阪、新宿、八王子の4拠点を奔走し、4つの会社経営に従事しながら、疲れ知らずに働けるのがとてもありがたいことと感謝しております。日本の健康をなんとかできそう、その思いで幸せ一杯であります。

本書は2020年に上梓した『体温を1℃！上げなさい』（自由国民社）に続いて、このすばらしい温浴法を一人でも多くの方に知っていただきたいという思いから、重炭酸温浴がもつ高い健康効果をさらに詳しく解説したものです。

ご自身の体についてよく知ってほしい、健康について考えていただきたいとの思いから、前著よりも、免疫や自律神経の仕組みについて詳しく説明しています。また、持続可能性（sustainability）の観点からも、重炭酸温浴について考えてみました。少々、難しい部分があるかもしれませんが、有用な情報であると思います。

本書が読者の皆さまの若さと健康を保つ、お役に立つことを祈念し記します。

小星重治

第1章
健康生活を〝持続可能〟にする

第2章 血流を改善し体温を上げれば健康になる

知らないうちに体は冷えている

第3章 化学ストレスが体を蝕む

第4章 毎日行う入浴だから持続可能「重炭酸温浴」

制作スタッフ

＊編集
株式会社はる制作室
真瀬 崇
坂本夏子
黒澤 円

＊カバー・表紙デザイン
青木哲哉

＊本文デザイン・DTP
Lapito Design Studio
横山保子

＊イラスト
桜井葉子

第1章

健康生活を〝持続可能〟にする

地球も人の体も無理は続かない

長い年月で築かれた自然という仕組み

原初の地球には酸素がほとんどありませんでした。地球に酸素をもたらした出来事は30億～25億年ほど前に起こります。光合成によって酸素をつくり出す単細胞生物「シアノバクテリア（ラン藻）」の誕生です。20億年前には、シアノバクテリアによって発生したと推察される酸素があったことを示す痕跡が地層に残されています。

酸素の発生によって地球環境は劇的に変化し、現在の生態系の基礎が築かれると、酸素がない時代に主流だった、増殖に酸素を必要としない「嫌気性《けんきせい》」分裂型単細胞生物と、酸素を増殖に利用する「好気性《こうきせい》」非分裂型単細胞生物が共生し、核や細胞小器官を細胞内にもつ「真核生物《しんかくせいぶつ》」が生まれました。

やがて真核生物は、人間をはじめとするあらゆる多細胞生物の起源となります。ちなみに動物の細胞内小器官であり、エネルギー産生のために働く「ミトコンドリア」は、もとは好気性の単細胞生物だったのではないかと考えられています。

40数億年をかけて地球環境は変化してきたのですが、人間が生み出した科学による「産業革命」が18世紀後半に起こって以後、何億年も維持されてきた自然という秩序が破壊されはじめ、地球も人も、その健康維持が難しくなってしまっています。

大気圏が地球環境を守っている

私たちが暮らす地球環境は、太陽との絶妙といえる距離によって温暖な気候が保たれ、大気の薄いベールによって有害な紫外線から守られています。薄いといっても、高度100kmまでが大気圏なのですが、赤道半径が6378kmある地球にとってはベールと表現しても間違いではないほど薄いものです。

この大気圏のうち、地上から2番目の層である成層圏にオゾン層があり、生物にとって有害な紫外線の多くはここで吸収されます。そのオゾン層の破壊が世界的な課題として浮上したのが1970年代のこと。

地球環境とオゾン層

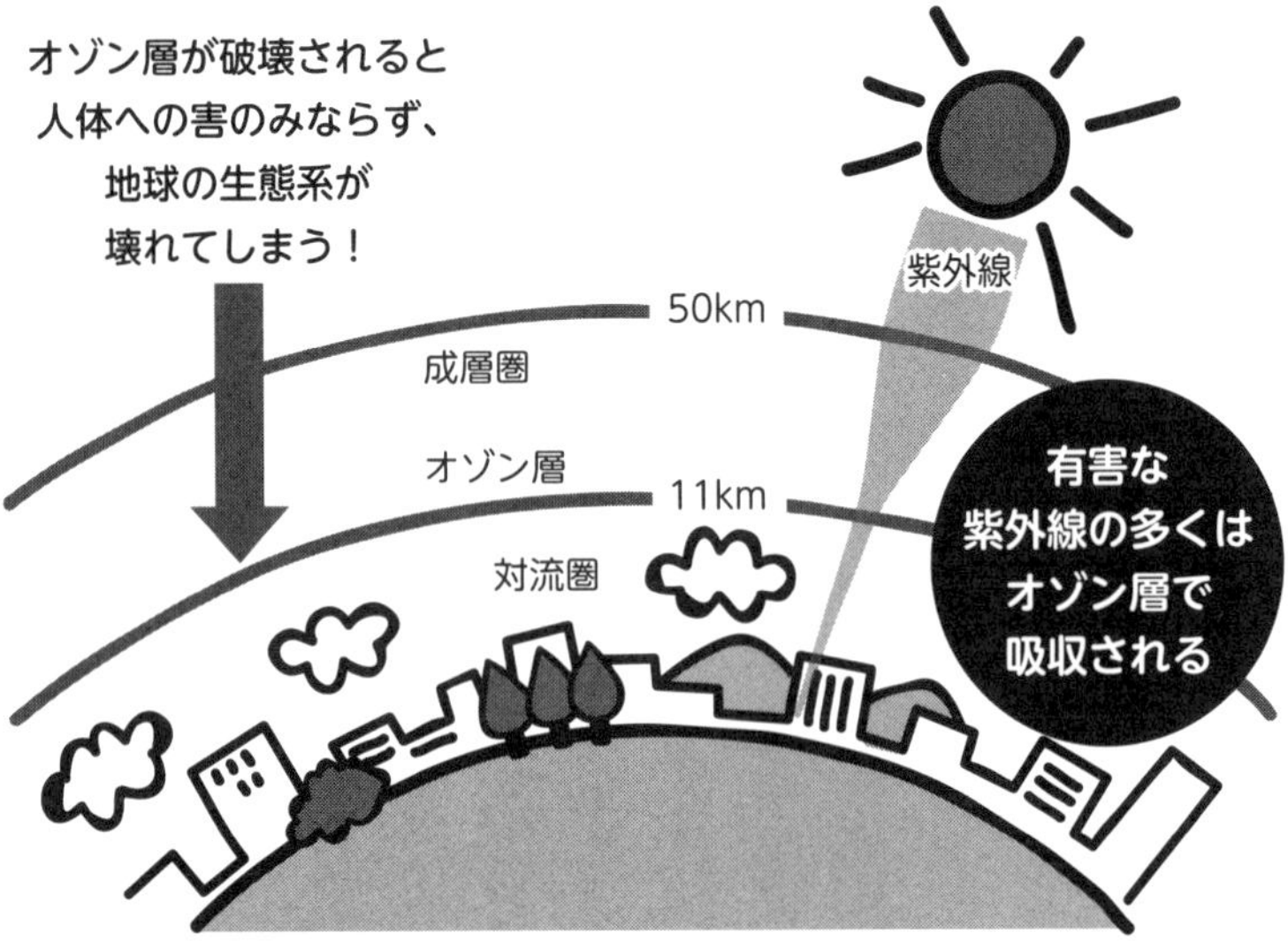

家庭用冷蔵庫の冷媒などに使われていたフロンが原因物質であることがわかり、1980年代には南極上空のオゾンホールが発見されて、フロンの製造・輸入の世界的な規制がはじまりました。これが功を奏して、現在はオゾン層の破壊に歯止めがかかっています。

この物質がいまも使い続けられていたら、どうなっていたでしょうか。

人体に対する害としてよくいわれるのは、紫外線量の増加による皮膚と目に対する悪影響。皮膚がんや、白内障などの目の病気が増えることが指摘されています。影響を受けるのは、当然、人間だけではありません。

プランクトンの一部は紫外線の影響で激減するといわれています。食物連鎖《しょくもつれんさ》の底辺にいるプランクトンが死滅すれば、それをエサにするオキアミなどや、さらにそれを食べる魚へと影響はおよび、海洋の生態系は大打撃を受けるでしょう。陸上でも同様のことが起こります。

仮にオゾン層がすべて破壊されてしまったら、地球の豊かな生態系は壊滅することになるわけです。文明の力で紫外線を逃れる術《すべ》をもつことができたとしても、農作物は収穫できず、自然からのめぐみを享受できなくなり、食糧不足で人類も滅びます。オゾン層が破壊された地球で生きていけるのは、紫外線の届かない深海の生き物だけということになるはずです。

大気圏が地球環境を守っているように、皮膚が健康を守っている

地球環境がオゾン層によって紫外線から守られているのと同じように、人間の体もじつは薄い皮膚の角質バリアによってあらゆる有害物質から守られています。

皮膚のバリア機能

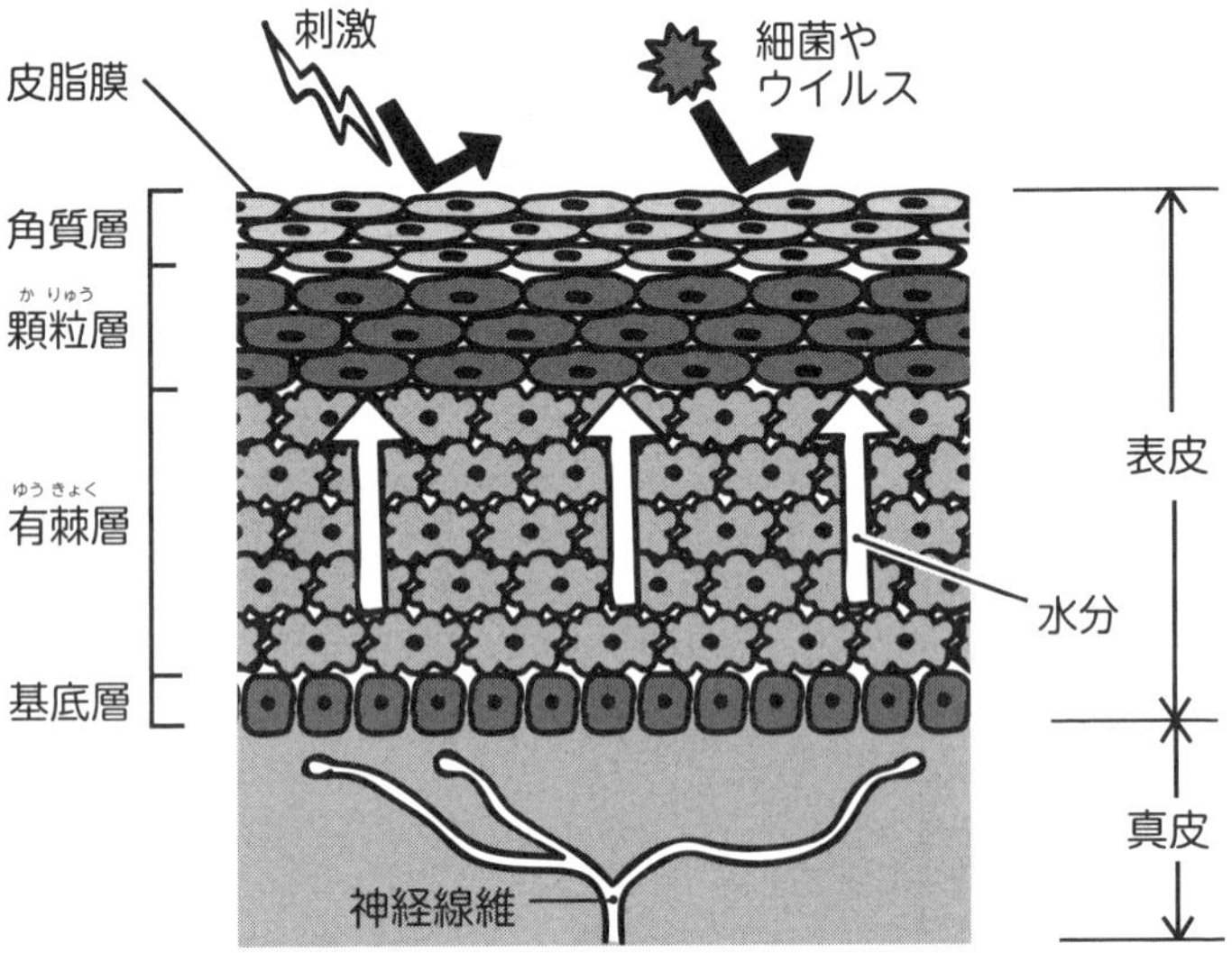

皮膚は体内からの汗や水分を蒸発させ、皮脂腺や汗腺で毛細血管とつながり、余分なミネラルなどの排泄器官であると同時に、1兆個ともいわれる常在菌によって細菌などの侵入から体を守り、炎症も防いでいます。皮膚は他人には移植できない免疫組織でもあるのです。

畳1畳ほどもある大面積の毛のない皮膚は、高等動物の人間だけが持つ特殊臓器。「第三の脳」とも呼ばれる理由は、高度な情報処理能力をもつからで、「肌が合う」「肌で感じる」などの表現は、こうした特性を言い表したものでしょう。

さて、皮膚のバリア機能について、詳しく説明しましょう。

皮膚は「表皮」と「真皮《しんぴ》」の2層構造。厚さわずか0・4〜1・5㎜の薄いバリアのいちばん外側に「皮脂膜」があり、外界からの紫外線や、異物であるウイルス・細菌、有害物質などの体内への侵入を防いでいます。

バリア機能を担う第一の器官は、「角質層」と呼ばれる皮膚の最外層にある防壁で、レンガにたとえられる「角質細胞」と、セメントにたとえられる細胞間脂質「セラミド」からなり、セラミドが水と油の両方になじむ性質をもっています。

皮脂膜のバリア機能を担う第二の器官は、表皮と真皮の間にある「基底膜」と呼ばれる接合膜です。ウイルスや細菌、化学物質などの侵入を防ぎ、お風呂に長時間つかってもふやけない防水機能や、老廃物の運搬、栄養補給などの役割も果たしています。

この重要なダブルのバリア機能のおかげで、乾燥や外部の刺激から皮膚は守られ、潤いが保たれています。まるで地球を守る大気圏や成層圏のように、健康を2重にも3重にも守ってくれているのが皮膚バリア機能であり常在菌叢《そう》なのです。

ですから、化粧品などで栄養を補給しようなどするのは、本来間違った考え方。栄養成分といえども低分子の物質以外はそう簡単に吸収されるものではありません。

そして、私が危惧するのが、高性能な界面活性剤（水と油をなじみやすくし、泡立ちをよくする成分）や、抗菌剤などを含む化学合成洗剤で角質層の皮脂を抜いてしまうことです。

レンガ構造をもつ皮膚のバリア機能が破壊され、化学物質が容易に経皮吸収されてしまうことになり、これは地球のオゾン層破壊と同じような危険な行為となってしまうのです。

皮膚のバリア機能を低下させる石けんやシャンプー

私はもともと写真企業の化学系研究者です。写真フィルムのゼラチン膜は牛の骨からとった膠質膜《こうしつまく》で、その膜中の反応を研究し、カラー写真の色素を100年長もちさせる、いわば写真のアンチエイジングなどを専門としてきました。人間の皮膚の角質に近いフィルム膜を研究してきた経験を踏まえて申し上げます。

皮膚のバリア機能を壊し化学物質を経皮吸収させて、体に常時化学ストレスを与え、交感神経を優位にして血流を低下させて健康を害す最大の原因は、紫外線でもウイルスでもなく、バリア機能を担う細胞間脂質セラミドから皮脂を抜いてバリアを破壊する界面活性剤などを含有する化学合成洗剤の石けんやシャンプーです。

液体石けんやシャンプーには、たいてい抗菌剤や防腐剤が含まれています。長持ちさせるためです。新型コロナウイルス感染症拡大の影響で、一日に何度も石けんで手を洗えば、表皮のいちばん外側にある角質層を覆う「皮脂膜」の皮脂が洗い流され、さらに抗菌剤や水道水中の残留塩素が皮膚の常在菌を排除して、レンガの防壁構造の皮脂も抜かれてしまえば防御構造が崩れて、バリア機能は無力化されてしまいます。

毎晩、このようにしてバリア構造を破壊し続けてきたのが、1975年頃から高性能化した、化学合成洗剤の石けんやシャンプーを使う入浴習慣だったのです。

「えー! そんなバカな」

そう思われる方が10人中9人くらいはいることでしょう。10人すべてかもしれません。でも、よく考えてください。毎日洗剤で手を洗い続けて、ボロボロに荒れてしまうことがありませんか? 化学洗剤で体を洗うとお肌が乾燥しませんか? 界面活性剤入りのシャンプーを使うと髪が乾燥し、ツヤがなくなりませんか? 頭皮が荒れて抜け毛が増えませんか? いかがでしょう?

石けんで皮脂を失うだけで、乾燥肌や敏感肌、アトピー性皮膚炎の原因となり、そのうえバリアが破壊されるため、水道水の残留塩素、ウイルスや細菌が体内に侵入しやすくなります。それが病原性をもつものであれば、感染症にもかかりやすくなってしまうわけです。

フロンや二酸化炭素によって進行した地球の環境破壊に対して、世界が「ＳＤＧ《エスディージー》ｓ《ズ》」（持続可能な開発目標）や「カーボンニュートラル」（炭素中立）などに向かって力をあわせ、環境保護に歩みはじめた一方、人間の健康破壊についてはどうでしょう？

ヨーロッパやアメリカでは、殺菌剤入りのボディソープやシャンプーなど液体合成化学洗剤の家庭用品を２０１６年９月以来全面販売禁止し、化粧品メーカーも「シャンプーの時代は終わりました」とＷｅｂで表明するほど、ＮＯ－ＰＯＯ（ノーシャンプー）がブームとなり、ドラッグストアの棚からは化学合成洗剤が姿を消しオーガニック商品に切り替わりつつあります。

しかしながら、欧米での動向を受けた日本では強制力のある販売禁止とまではいかなかったため、大きく進展することはありませんでした。まだまだ「湯シャン」（ＮＯ－ＰＯＯの日本での呼び方）は一部のマニアのもので、本格的な皮膚の〝環境保護〟

は、一部を除いて（212ページ参照）はじまっていないようです。

ここで言いたいのは、地球環境も人間の体も表面を覆う薄い層――オゾン層や、常在菌を含む角質皮脂バリア層――によって守られていること。そして、それを維持していくことが地球にとっても人間にとっても、持続可能な健康を保つうえで非常に重要だということです。

抗菌剤などを含む家庭用品の被害については、ほかの章で詳しくお話しすることにしましょう。

なぜ女性は冷えやすいのか？

戦後、日本人の体温は約1℃下がったことがわかっています。特に女性の冷え性が急増傾向にあるように、女性は冷えやすいという問題があります。

「なぜ女性が冷えやすいのか？」に対する一般的な答えは、男性に比べて熱を産生する筋肉量が少ないこと、月経や排卵周期に伴うホルモンバランスの変化に伴って自律神経の乱れから血流停滞を招きやすいことが挙げられます。

女性は化学物質を経皮吸収しやすい

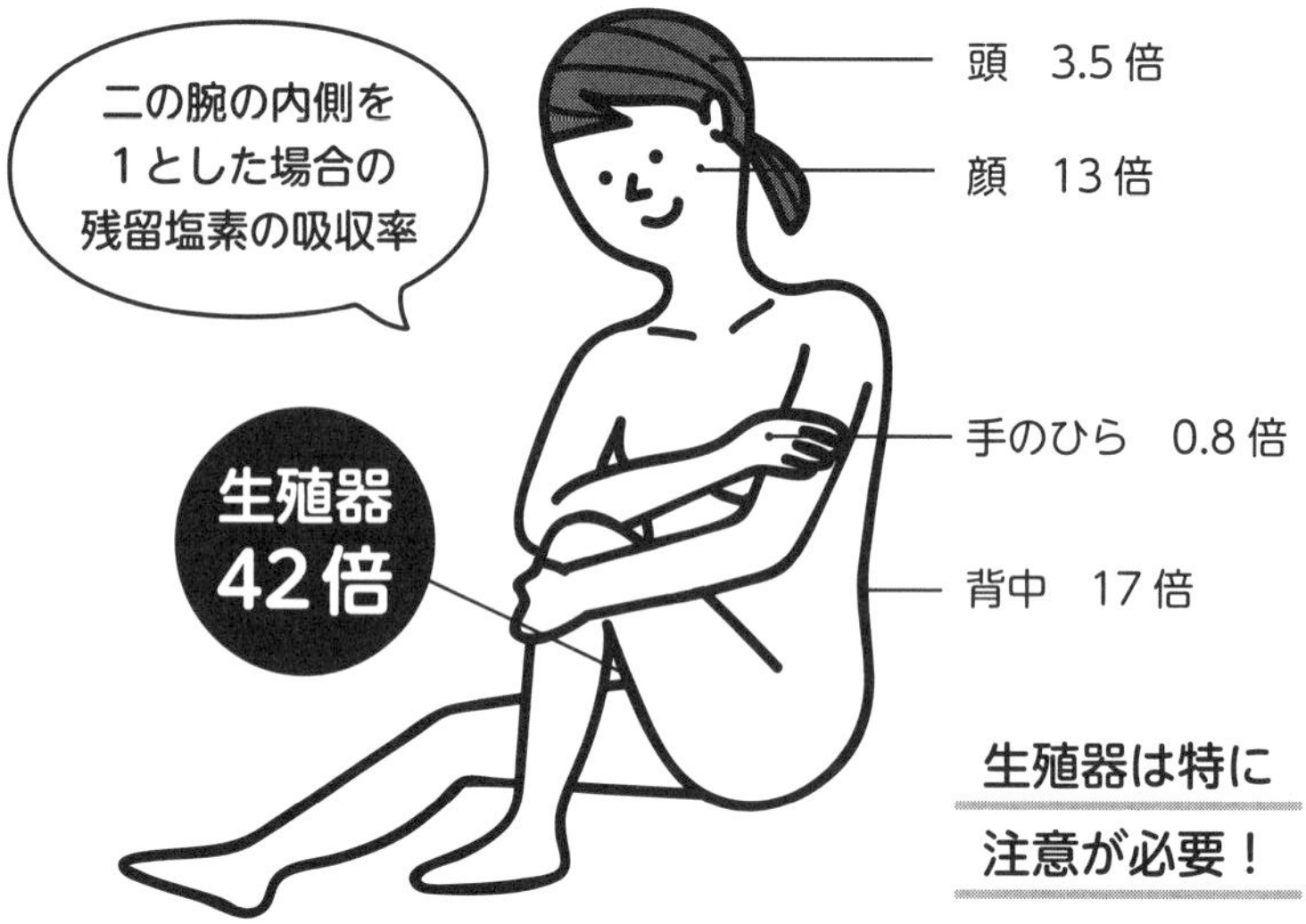

私が注目するのは、女性は体の部位によって、非常に大きな経皮吸収率をもつ部分があるということ。皮膚から吸収された化学物質が皮下脂肪に蓄積し、体に対するストレスとなり、交感神経の緊張から血流低下を招いているのではないかということです。

特に経皮吸収率が高いのは粘膜質の生殖器です。腕などの42倍にもなり、真偽のほどはわかりませんが、子宮頸《けい》がんの治療で患部を開いたら使っているシャンプーのにおいがしたとか、赤ちゃんが生まれたら液体石けんのにおいがしたなど、ＴＶの報道番組で放送されていたくらいです。

きれい好きの女性ほど、健康を害するリスクが高くなるというのは皮肉なことです。皮膚の状態によっても、経皮吸収率は大きく変わります。たとえば、化学合成石けんの常用で皮脂バリア機能が破壊された皮膚では、経皮吸収率は非常に大きくなり、アトピー性皮膚炎などの荒れた肌でも、経皮吸収率は大きくなります。

「持続可能性」や「SDGs」って、なんだろう？

ちょっと難しい話になります。

地球環境を守り、人類が存続していくためのテーマとして、「持続可能性」という概念が掲げられるようになりました。

これは大まかにいえば、社会制度などが将来にわたって無理なく持続できること、またエコロジーの観点から、生態系の多様性や環境などを維持しながら、主に産業を継続できる可能性のことを指しています。

政治、経済、文化、エコロジーの４つの分野、なかでもカーボンニュートラルなど、特に環境問題やエネルギー問題について使われる言葉です。

この概念をあらゆる分野に広げた考え方が、2015年に国連サミットで採択され、世界に広まっているSDGsです。

Sustainable Development Goalsの略で、日本語では「持続可能な開発目標」と訳されます。Goalsとあるように、掲げられたゴールは「貧困をなくそう」「飢餓をゼロに」「すべての人に健康と福祉を」など17項目。環境問題にかぎらず、広範な分野をカバーしています。

これらのゴールを世界中が目指すだけでなく、そのプロセスやゴールを達成したあとも持続可能でなければなりませんから、社会システムや地球環境に負荷をかけずに達成するということだと、私は解釈しています。

さて、なにが言いたいかというと、私たちは地球を守るためにも自分自身の健康を守るためにも、生活の細かな部分も意識して、生活習慣を変えなければ、持続可能な地球もわが身の健康も手に入らないということ。

つまり、SDGsで提示されていることは、生活のすべてにおいて、一人ひとりが生活習慣を意識して変えるべき時がきたということなのです。

私たちの健康も持続可能に

「持続可能性」という言葉が示す本来の概念に従えば、「健康の持続可能性」とは、「地球環境や社会システムと同じく、健康も持続可能に維持すること」となるわけですが、私が言いたいのはそんなことではありません。

地球環境がいくら持続可能になったとしても、人間の健康が化学物質に侵されたままでは、なんの意味もありません、また人間がいくら持続可能な健康を手に入れたとしても地球環境が破壊され持続不可能なら、これも意味はありません。人間の健康も地球の健康も同じように持続可能にしなければ、地球だけ、人間だけ守っても意味はないということです。

人間の体を地球環境に見立て、心や体がもっている機能に化学物質のストレスをかけずに健康を維持することの重要性が理解できれば、地球を守る気持ちと同じように人の健康もこれを大切にいつくしむ気持ちが生まれるはずです。

レジ袋を減らすこともエネルギーをセーブすることも、自分の体を大切に扱わなければということも、同じなのだということを理解してほしいと思います。

地球も自分の体も一体で、自分の一部なのだということです。

「なんだ。当たり前じゃないか」

そう思われた方もいるでしょう。けれども、多くの方が地球の健康も自分の健康も、その破壊の構造すらなにもわかってはいなかったということではないでしょうか。

日本は「健康という病気」といわれるほどのかつてない健康ブームです。「トクホ」に、「機能性食品」「特定の食品に注目した食事法」が注目され、「国民皆保険」「早期健康診断」など健康を維持するためとされる制度に守られたような気になっています。

「健康になるなら、死んでもいい」

これは健康マニアックを揶揄《やゆ》する冗談ですが、多くの健康法は表面的なもので、理屈だけでもてはやされています。冗談にもならないほど、健康に寄与すると思えない健康法が幅をきかせているのではないかと思うのです。

朝鮮人参やニンニクを食べるのもよいでしょう。乳酸菌や食物繊維も重要なものでしょう。けれども、健康を壊す生活習慣をそのままにして、体が冷えたまま、調子が悪ければ病院に行って薬をもらい、毎食後たくさんの薬を飲んでいたら、なにをやっても意味がないような気がします。

医師が出す薬や、化学合成洗剤に恨みがあるわけではありませんが、古くからの漢方や成分に問題のない固形石けんではなく、液体化学洗剤で体を洗い、症状もないのに薬をありがたがって飲んでいたら、また、コロナウイルスを恐れ、感染症を防ぐために徹底して手洗いし消毒をしていたら、――もちろん、これらは健康のためです――本末転倒にならないでしょうか。

殺菌作用の強い石けんで、一日に4回も5回も手を洗う程度ならまだしも、入浴で全身を同じように扱えば、皮脂膜も常在菌も洗い流され、肌のバリア機能は破壊され、ドライスキンが常態化して、粘膜免疫が劣化し、経皮吸収する化学物質の害も無視できない……。

皮膚のバリア機能が損なわれれば、それは健康に直結します。

体温を上げて免疫機能を高めることを無視して、ウイルスの感染を防ぐ消毒にばかり目を奪われていないでしょうか？　コロナウイルスもインフルエンザも同じウイルスです。感染症を防ごうと消毒を徹底した結果、むしろ、体を守る常在菌による免疫機能が低下して、感染症にかかりやすくなり、感染すれば免疫が低く重症化してしまうという皮肉な状態を招くことにもなりかねないのです。

まずは免疫機能を高めて、かつ可能なかぎり、感染を防ぐ努力をするのが正しい感染症対策です。

もう1つ、例を挙げましょう。

たいへん体によい健康酵素があったとします。毎月通販で購入し、何年飲んでいても、気のせいで効いている程度、一向に健康にはならない場合があります。

酵素は生体内で起こる化学反応を促進する「触媒《しょくばい》」です。体温が36・5℃以上にならないと活性は高まりません。血流が低く低体温で、冷え性の方がどんなによい酵素を飲んでも、体によい健康法を実践しても、体温が低くては効果が出にくいのは当たり前です。

酵素反応だけでなく、37兆個の全細胞に栄養や酸素、ホルモン、酵素を届け、老廃物すべてを回収する、健康のインフラである十分な血流がなくては、どのような効果も最大限に発揮できません。

そして、十分な血流の目安となるのが体温36・5℃なのです。

また、どんな健康法でも「やらなくては……」という義務感でやっていると、それ自体がストレスとなります。ストレスは交感神経優位の状態をつくりますから、血流を下げてしまい体温の低下を招き、免疫機能を落とすことにつながります（詳しくは第2章参照）。これもまた、結果的には万病の元。

このようにして、「効き目のない健康法」や「間違った健康法」は、かえって病気を招いてしまうというパラドックスを生じさせることがあるのです。

心にも体にも負荷をかけず、体によい楽な健康法が最大効果を発揮するのは体温36・5℃以上。もう少し詳しく言うと、深部体温37・2℃であり、体温計での平均体温36・5℃以上が「持続可能な健康体温」の基本となるのです。

健康ってなんだろう？

そもそも、健康とはどういう状態でしょうか。もちろん、病気にならないことは重要です。けれども、病気でなければ健康といえるでしょうか。

漢方医学に「未病」という概念があります。「未だ病ならず」。つまり、病気未満であるけれど、いつ病気になってもおかしくない状態。病気の一歩手前、不調とも不定愁訴《しゅうそ》ともいわれるものです。

紀元前200年頃から紀元220年頃にかけて、中国で編纂されたといわれる『黄《こう》帝内経素問《ていだいけいそもん》』という医学理論書には、「聖人は未病を治す」と記されていて、病気以前の体の不調を改善する重要性が説かれています。

現代でいえば、体の不調から病気にいたる以前の予防の考え方といえるでしょう。ヨーロッパなどでは近年、薬を使わず手術を行わずに、生活指導で病気を治す医療が推奨されています。病気を治療するより予防を重視する方向にシフトしつつ、医師もホームドクター制で生活指導や自然療法で病気にならない健康維持が主流になりつつあるようです。こうした指導のほうが医療ポイントは高く、医師も利益が出やすいように、つまり税金が予防に使われる制度設計がなされています。

一方、日本では国民皆保険の恩恵で後期高齢者は1割負担と医療費が安いため、ちょっとした不調でも病院に行き、薬をもらいます。結果的に薬が高齢者の不調の原因になって医療費が国家予算を圧迫している日本の医療制度とは、正反対の方向に世界は移りはじめているのです。

いまから2500年ほど前の紀元前4世紀、のちに「医聖」と呼ばれることになるヒポクラテスは、数々の有益な言葉を遺《のこ》しました。

「人は自然から遠ざかるほど病気に近づく」
「真に病を治すのは自己治癒力である」
2500年を経ても、不朽の真理です。

多くの薬は症状を緩和する目的で使われ、病気を治しません。そして緊急時に命を救うためのもので、症状もないのに血圧などの数字を管理するためだけに毎食後の習慣のように薬を飲む弊害が指摘されています。

薬は体内に数日間残留し、体にストレスを与え続けます。化学合成洗剤で肌バリアを破壊し、経皮吸収で皮下脂肪に化学物質を蓄積させ、四六時中、交感神経を優位にして血流を停滞させてしまうのと、ほぼ同じ健康被害を与えてしまう恐れもあります。

化学合成洗剤や化学物質を多く含む入浴剤での入浴も、未だ病気ではない状態で薬を飲み続けることも、共通の化学ストレスを体に与え、低体温を招きます。

「冷えは万病の元」。冷え性による「肌荒れ」「手足が冷えてつらい」「ぐっすり眠れない」「ストレスでいつもイライラしている」「胃腸の調子がわるい」「便秘しがち」「下痢しがち」「肩こりがひどい」などの不調は数年続けば、未病からがんや糖尿病、血管や心臓疾患などの難病に進んでしまう原因になるといわれています。

血液の流れが滞れば、細胞への栄養・酸素・免疫細胞を運べず、老廃物の回収も十分行えない状態ですから、全臓器が生き生きと働くことができません。数年続けばなんらかの病気につながるのです。

何度でもくり返します。血流と体温が健康にとっていちばん大事なインフラであり、体温が高いほど毛細血管の元気さを表すのです。「低体温で冷えがある状態では、どんな健康法をやっても意味がない」「体温を1℃上げなさい」という、私の血管健康法キャッチフレーズは言いすぎでしょうか？

その健康法は効果がありますか？

健康に対する意識が高まり、自分の体についてしっかり知ることはよいことですが、表面的に理解しているだけで、本当の健康を知らない方が多すぎると思うのです。本当の健康をつくる体の仕組みを知らず、テレビで流される表面的な常識や、メーカーの宣伝文句を信じてしまう健康ブームとなっているような気がします。

それぞれの健康法について、あげつらうつもりはありませんが、ごく簡単に健康常識とされているものの落とし穴について指摘しておきます。

たとえば、ショウガは本当に健康によいものですが、体を温めるものではありません。漢方の考え方では、夏に収穫されるものは一時的に汗を出して体を冷やす作用はあります。体が温まるような気がするのはショウガ湯が熱いからであって、ショウガを水や氷で飲んでみてください。汗も出ないし体も温まりません。

血流を上げて酸素を燃やし体温が上がらなければ意味はないのです。

雪の中に子供を裸で放り込んで水をかける祭りや、ふんどし姿で神輿《みこし》をかつぎ、真冬の海に入る祭りなどが、寒いお正月の時季にあるのは、寒いときほど体は血流を上げて温まろうとする体の働きを、日本人が経験的に知っていたからでしょう。

逆に、42℃以上の熱い湯の入浴や岩盤浴などは、そのときは体が温まりますが、血流を停滞させて体を冷やそうとする機能が働き、体温は上がりません。これが自律神経の制御による「生体恒常性」（生体恒常機能、ホメオスタシス）という体の自然の反応なのです。

食物繊維や、腸内細菌によい納豆や乳酸菌など体によいものを食べ、腸内環境をよくしても、血流が停滞し体が冷えた状態では、免疫が高まることはありません。

あなた自身が実践している健康法が、平均体温を36・5℃以上にできるのなら、間違いないでしょう。けれども、どんなに有効な健康法であっても、体温が上がらなければ、その効果を実感することはないでしょう。

低体温の方にとっては、どんな健康法でも体温が上がらないかぎり、効果は発揮されないはずです。効果があったと感じるのは気のせいで、プラセボ（偽薬）効果といわれる、心が感じる疑似効果だと思われます。

食事でも運動でも、本当に体によい健康法なら必ず体温が上がるはずです。「まずは体温を測ってみてください」と私は常に言っています。

だから、おすすめする重炭酸温浴

私がドイツの炭酸泉から重炭酸温浴の着想を得たきっかけは、32〜36℃とぬるい湯なのに、1日体験しただけで体が芯からポカポカと温まり、その晩から時差が解消、ぐっすり眠れて睡眠がしっかりと改善され、疲労が抜ける点に驚かされた体験でした。

もちろん午前中に3、4時間入浴した効果ではありました。たまに10分、20分お湯につかるだけではそれほどの効果は表れないでしょう。

けれども日本人なら、ほぼ毎日お風呂に入る生活習慣があります。

「ああ、お風呂に入るのはいやだな。嫌いだな」と思っている方に、私はお目にかかったことがありません。たとえ、そう思っている方がいたとしても、それを言えば、「まあ汚い」「不潔」と言われてしまい、入らないわけにはいかないほど日本人は清潔好きでお風呂を欠かしません。

重炭酸温浴は日本人に最適な健康習慣といえます。

湯がぬるければ30分くらいは疲れもせずに入れます。入浴するだけですから、毎日実践するのはいとも簡単、ハードルがきわめて低いという特徴があります。

そして、水風呂でも温まることが実感できるのが、中性の重炭酸入浴剤ならでは。夏の冷房冷えや熱中症にも最適です。熱中症も血流不足で起こりやすいからです。

特別なモチベーションはいらず、ただ湯船につかるだけで、とてもリラックスできて血流が改善し、お風呂に寝たままで有酸素運動同様の健康が増進できる、これほど楽で効果的な健康法はありません。誰でも1週間ほどで確実に体温が上がり、睡眠が変わることが体感できます。

重炭酸温浴は「お風呂に寝たまま有酸素運動」

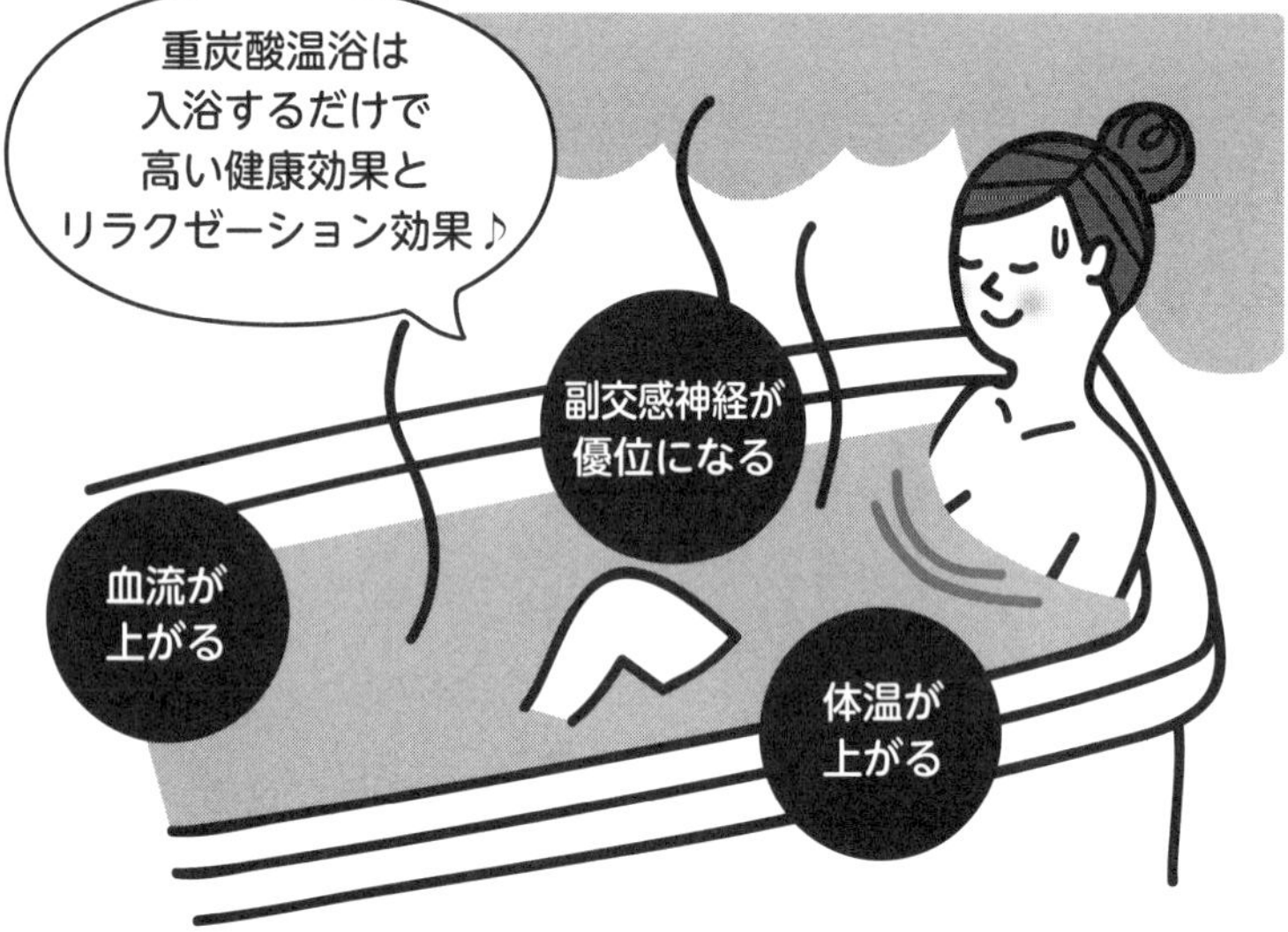
重炭酸温浴は
入浴するだけで
高い健康効果と
リラクゼーション効果♪
副交感神経が
優位になる
血流が
上がる
体温が
上がる

重炭酸温浴は体に対する負荷も、続けるためのストレスもない、「持続可能な健康法」だと思うのですが、いかがでしょうか。コストは3錠で210円程度。追い炊きすれば2日間同じ効果で入れますから、家族で入って1日100円ちょっと。簡単で安く、毎日欠かさずできる健康生活習慣になるはずです。

国連サミットが採択したSDGsには、取り組みツールとして、『ナマケモノにもできるアクション・ガイド』というものがあります。

これは「大きな目標を掲げるのはいいけれど、具体的になにをすればいいの？」という人に向けた、「ナマケモノも含めた私たちが日常生活ですごく簡単に取り入れられる行動」を具体的に示したものです。

これを真似て表現すれば、誰にでもできる「ずぼら健康生活習慣」。

重炭酸温浴法は、心のリラックス効果も高いもの。血流を上げるためには、副交感神経を優位にするのがいちばんです。心もリラックスできなければ、血流も体温も上がりにくいのです。

禅の達人が座禅を組んで「無」になると、きわめてリラックスした状態になるといわれていますが、そんなことは普通の人には無理です。太極拳も達人になれば副交感神経優位に簡単にシフトし、リラックス法としては最高のものですが、素人はかえって緊張し、なかなか体温が上がるまでの達人にはなれません。

厳しい修行を積むよりも、日々のストレスを忘れて、重炭酸のお風呂につかるだけ。ただただゆったりつかるだけで副交感神経にスイッチが入り、リラクゼーションの極致といえる心身状態に達することができます。誰でも簡単にリラックスできるストレス解消法でもあるのです。

この「重炭酸温浴法」の特徴とメリットについては、第4章で詳しく触れます。

生涯現役時代を若々しく生きる

人生100年時代は夢ではない

ある海外の研究によると、「日本では、2007年に生まれた子どもの半数が107歳より長く生きるだろう」と推計されています。

平均寿命が40代なかばといわれていた時代が、わずか150年ほど前まで続いていたことを思えば、栄養状態の改善、医療の進歩によって、日本人の寿命はなんと延びたことでしょう。江戸時代より2倍も長く生きる時代がやってきたのです。

この「人生100年時代」を見すえて、政府は「人生100年時代構想会議」を発《ほっ》足《そく》させ、多様な「人生の再設計」をどう可能にしていくか、教育や雇用制度、社会保障など、国の制度はどうあるべきなのかという大きなテーマを論じています。

ふり返ってみると、かつては定年退職の年齢とされてきた60歳ともなると老人。60

代で腰が曲がり、杖をついた人も珍しくありませんでした。

それがいまではどうでしょう。

重炭酸温浴法を10年前から続け、風邪1つ引かず、老眼にもならず、60歳の定年頃よりはるかに元気で、77歳になっても現役で3つの会社を切り盛りし、毎週ゴルフの私に言わせれば、重炭酸温浴法が普及すれば、「60歳などまだまだこれから」という働き盛りの年齢です。

そのうち、「80歳？　まだまだ若造」と言われる時代が人生100年時代の標準になるでしょう。

手前みそ、我田引水ぎみで恐縮ですが、それを実現できる重炭酸温浴法が広く普及すればの話です。

もしいまのまま、被介護期間20年で人生100年時代が到来したら、65歳で定年退職しても、残された35年をどう過ごすのか？　天寿をまっとうするまで半分が介護期間では、やはりいかに健康寿命を延ばすかが課題になってきます。

「100歳まで生きた。でも、20年寝たきりだった」では、なんのための長寿なのかと思います。

政府の「人生100年時代構想会議」では、「健康寿命が世界一の長寿社会を迎えている」と報告していますが、この見解には異論があります。現状は寝たきり期間も世界一。病気でなければ健康かという問題です。

元気に活動できていれば、「一病息災」でも「百病息災」でもよいのかもしれませんが、「無病息災」ぴんぴんきらりと生きるのが理想です。そして、80歳までは十分に働けます。これからの日本社会は、人口がどんどん減り労働人口も激減します。元気で現役の年寄りが必要になるのです。

医療費が国家予算を圧迫している背景には、多くの高齢者が病院に通っては薬を処方してもらっているという現実があります。そして、薬のせいで不調になり、また薬を重ねれば、薬の残留により体は交感神経が四六時中緊張し、ストレスホルモンが体内をめぐり、さまざまな不調から介護を受けるのが一般的です。

薬漬けでフラフラ歩幅が短くなれば、つま先が上がらなくなり、転んで骨折がお決まりコース。入院すれば二度と被介護人生から脱出できなくなり、10年20年寝たきりに。薬漬けで生きているだけの人生をつくってしまうのです。そして介護の末の悲惨な殺人や心中が180件もあることをぜひ心にとめていただきたいと思います（20

13年からの4年弱の件数、「読売新聞」2016年12月5日より)。

このような悲劇をなんとしても防ぎたい、加齢による衰えを感じることなく、病気もなく、ぴんぴんきらりと人生を楽しめる高齢者の世界を実現したいという思いが、重炭酸温浴法の普及を目指す私の原動力となっています。

「老化は病気」という驚きの研究成果

全米でベストセラーになり、日本でも話題になっている『LIFESPAN:老いなき世界』(東洋経済新報社)という本があります。著者はハーバード大学医学大学院のデビッド・A・シンクレア教授。老化研究の第一人者です。

本書の内容をひとことで表すと、さまざまな病気の根本原因となっている「老化」は病気であるということ。つまり、老化は「治療できる」「防げる」と、シンクレア教授は考え、それを実証する研究結果を本書で詳細に明らかにしています。

現在の医療でなにが問題になっているかといえば、高齢化によって年々増えている生活習慣病です。

戦前は結核や赤痢《せきり》、マラリアなど感染症の治療が医療の主体で、糖尿病などはゼロに等しく、がんは4％程度にすぎなかった病気ですが、戦後は加齢とともに増加する生活習慣病が治療の主たる対象となっています。がんや、動脈硬化を原因とする心筋梗塞や脳梗塞といった血管障害、糖尿病や認知症など、多くの生活習慣病は免疫機能が低下する老化によって進行するからです。

生活習慣病の治療には、個人的にも社会的にも多大な負担がかかるのはご存じのとおり。こうした疾患の予防に努力したり、社会的コストをかけてさまざまな治療をしたりするくらいなら、老化を防止したほうがいいという著者の主張には強い説得力があります。

この本では、老化防止のための治療薬の開発や、有効なサプリメントの紹介、そして個人でも取り組める運動や食事などの具体的な方法についても論じています。

私はこの本を読んで、「わが意を得たり」と思いました。この本の老化防止法なら、はるかに重炭酸温浴法のほうが根本的な老化防止が可能だからです。

人生100年時代に、30年も40年も病気に苦しんでいては、「人生を楽しむ」「人生の再設計」どころではありません。

生活習慣病は個人にも社会にも負担となる

2020年度の医療予算は2.5％増の12兆1546億円！

介護予算は5.4％増の3兆3838億円！

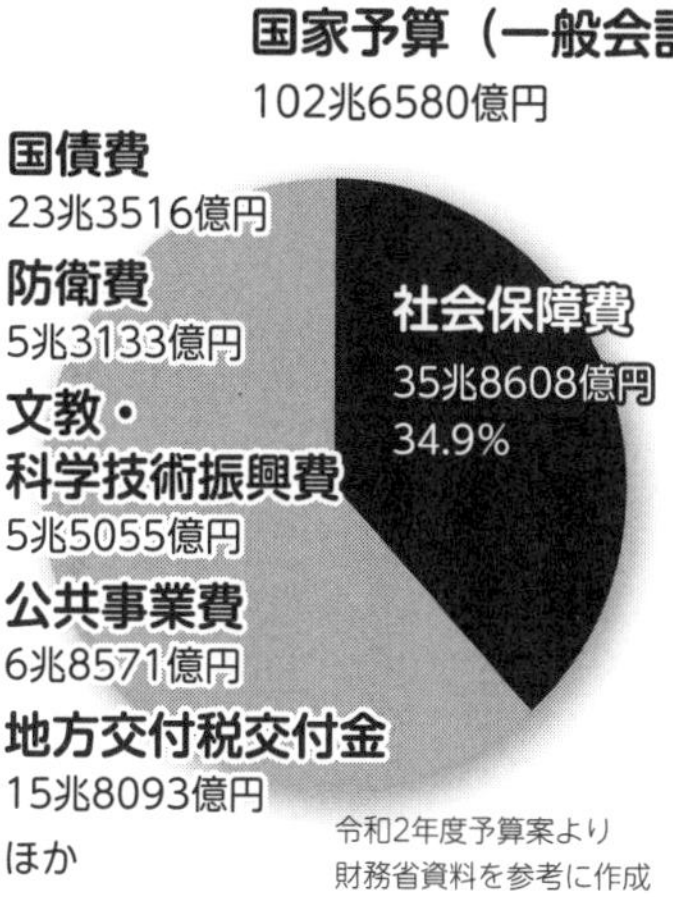

令和2年度予算案より
財務省資料を参考に作成

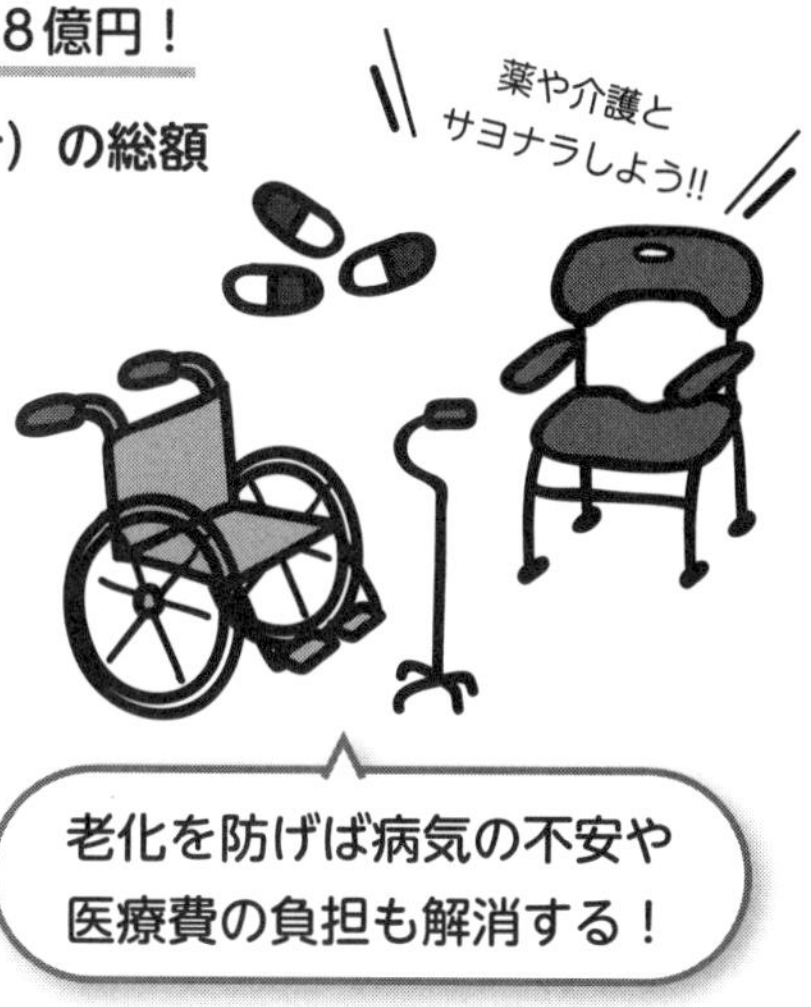

いつまでも活動的に、実年齢によらない若さを保つことこそ、これからの時代に求められるのです。

シンクレア教授は、再生医療の可能性とともに、誰でもできる老化防止策として、運動や食事による改善法を提示していますが、温浴の重要性に着目していない点は、バスタブにつかる習慣があまりない外国人らしいところでしょうか。同じ外国でも、古くから温浴を医療に取り入れてきたドイツは違います。ドイツでは自然炭酸泉が「若返りの湯」などと呼ばれ、健康保険が適用されて国民に広く利用されています。

生涯現役時代を可能にする重炭酸温浴

生活習慣病の治療薬には、病気を根本から治す薬はほとんどありません。その多くは症状を抑えるだけの対症療法薬であり、生活習慣病は長期にわたって薬を飲み続けても治らない難病ばかり。

いくら薬を飲んでも根本的な解決策にはならないのです。

薬を飲みすぎると、効果のメリットよりも副作用のデメリットが上回る場合が少なくありませんから、飲まずにすむならそれに越したことはありません。

薬の残留期間は3日程度、毎食後に飲んだら、体は化学ストレスで冷えてしまい、あらゆる副作用が出てきます。生理痛は痛み止めを飲んでもまた来月は痛みます。体を温めれば生理痛は止まります。膝が痛いのは「血流を上げて」という体の叫びです。鎮痛剤は痛みこそ麻痺させますが、血流を停滞させて根本原因は治せず、かえって悪化させることが少なくありません。

老化を進めてしまうことになりがちな薬に頼ることなく、生活習慣病の根本原因である老化を防止するためにはどうしたらよいのか？

その問いに対する答えを、私は重炭酸温浴に見出しました。若さの証《あかし》である血流を促進し改善すること、血流によって体温を高く保つことが老化を防止することにつながるのです。

「人は血管から老いる」という言葉をご存じでしょうか。

血流が停滞すれば、組織は線維化し硬くなります。体の表面に現れるわかりやすい例が踵《かかと》です。一方、体内では血管が硬くなる「動脈硬化」が進みます。末梢の毛細血管に血液の流れを阻害する「プラーク」（粥状《かゆじょう》の沈着物）もできやすくなり、毛細血管に血液が流れない「ゴースト化」が進行すると、栄養と酸素が供給されにくくなった細胞組織は衰弱します。

このような血流の停滞による毛細血管のゴースト化や、常に交感神経が優位となっている自律神経系の不調が老化の主な原因です。

私がすすめる重炭酸温浴法は、血管を拡張させる一酸化窒素（NO《エヌオー》）を分泌させ、血流を促進します。また、高いリラックス効果によってストレスを解消し、副交感神経を優位にします。血流が上がれば、ゴースト化した毛細血管は再生します。重炭酸温浴は「血管年齢」を若返らせる健康法なのです。

重炭酸温浴で期待できる健康効果

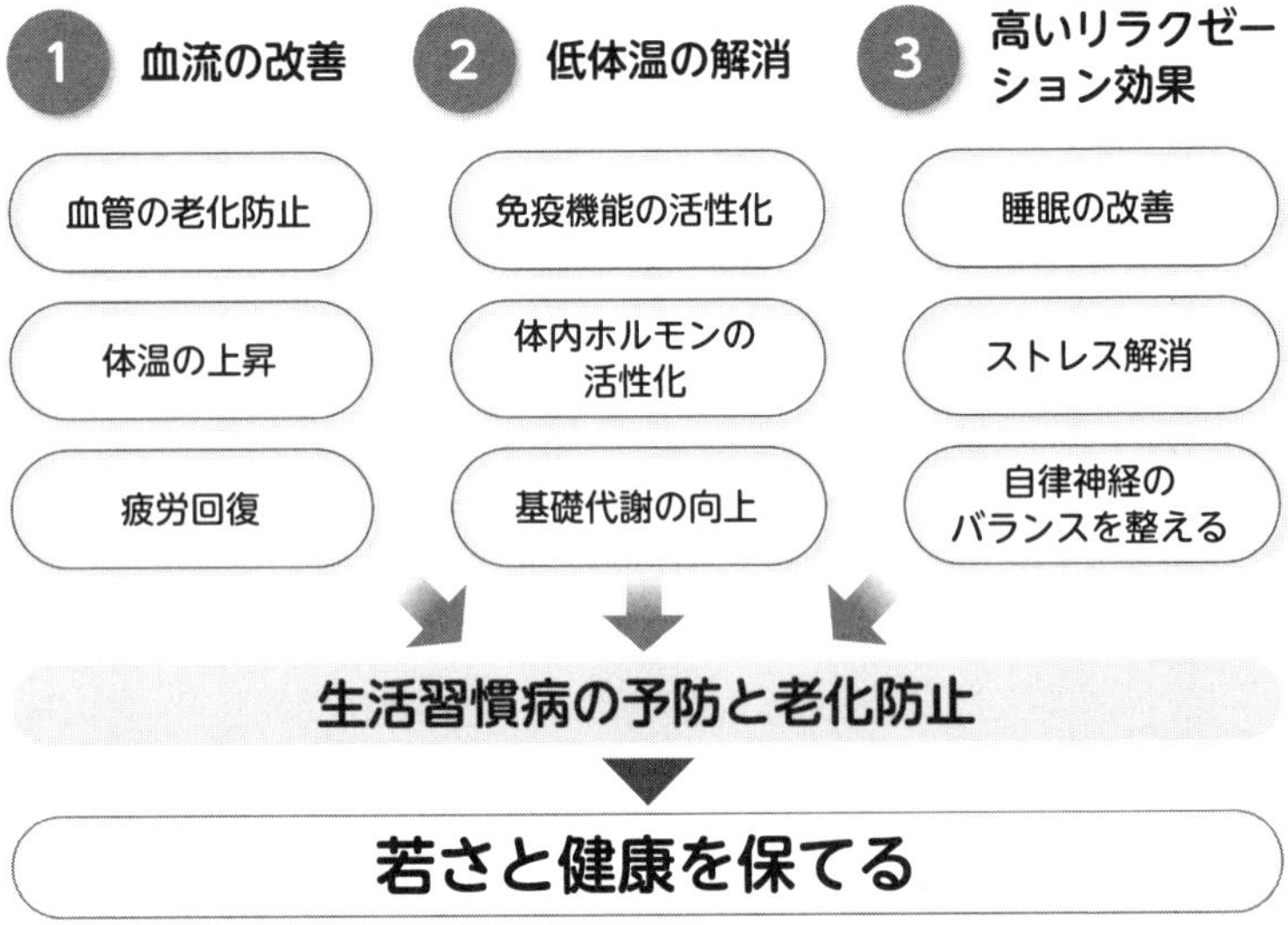

体温は血流のよさを示し、体の働きを維持するうえで重要な指標です。生体活動を支える「ホルモンの分泌」、体の防御機能である「免疫機能」、エネルギーを生み出す細胞内の「ミトコンドリア」の活性を高めるには、高い体温と血流の促進、交感神経が優位になりすぎない自律神経のバランスが必要なのです。

ストレス過多の現代人は、活動時に優位となる「交感神経」を使いすぎていて、リラックス時に優位となる「副交感神経」を使っている時間が少ないことが問題とされています。

心理的ストレスだけが問題なので

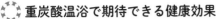

はありません。前述したように、体内に蓄積する化学物質による化学ストレスが自律神経のアンバランスを招き、血流が停滞して体温が下がり免疫機能が停滞するため、病気を発症しやすくなっているのです。

こうした点でも、血管内皮にNO《エヌオー》を分泌させて血管を拡張し、副交感神経を優位にする重炭酸温浴によるリラックス入浴の出番なのです。

90代で元気に医療に携わっている方がいる

入れば入るほど、つかればつかるほど、NOの分泌によって血管を若返えらせる重炭酸温浴は、健康貯金のようなもの。血流が改善され、平熱を高く保つことができて、さらに自律神経がバランスよく働けば、免疫機能や酵素反応が活性化し、さまざまな不調から解放されます。

能書きばかりでは、説得力がありませんから、実例をご紹介しましょう。

アメリカのスタンフォード大学医学部に所属され、睡眠医療と睡眠研究の中心的役割を担っている、有名な「睡眠博士」西野精治《にしのせいじ》教授という方がいらっしゃいます。

西野先生とは数年前に知り合いました。この方の奥さまのご両親は、90歳を越えてなお医師として現役。大阪でご自分の病院を経営され治療にあたっていらっしゃったのですが、その頃から体調が思わしくないとクリニックをお休みしていました。

私はさっそく重炭酸温浴をおすすめし、奥さまのご両親は一生懸命入りはじめて、毎日、重炭酸温浴を続けられたそうです。

その結果、お二人とも体調が戻り、「よく眠れるようになった」「また診療ができる」と、クリニックを再開、たいへん喜んでいらっしゃるとお聞きしました。

そんなことから、最近、西野先生は雑誌などで重炭酸温浴法が睡眠によいと推薦されるようになっています。

重炭酸温浴は、まず健康の基盤である睡眠を改善します。

スムーズな入眠は体温を下げることによって得られます（詳しくは第4章参照）。体温が高いほど深部体温も高まり、眠りにつく体温の下げ幅が大きくとれるため一気に深い眠りにつけます。体温が低い人は入眠時に体温の下げ幅がとれないため、入眠が難しくなり、眠りが浅くなります。重炭酸温浴は体温を上げ、質のよい深い睡眠に導くことができるのです。

序文に書きましたように、重炭酸温浴を続けている私自身、現在77歳で60歳の頃よりもはるかに若返ったという自覚があり、事実、この10年風邪を引いたことはなく、下痢をしたこともないため、歯科医院以外の病院に行ったことがないほどの健康体です。

個人はもちろん、社会のためにも生涯現役がいい

人生が100年続くのなら、介護知らずの元気な体で100歳まで生きるのが理想です。寿命が延びても、寝たきりにはならず80歳まで働くことができれば、さらにいうことはありません。

本書執筆中の2021年に70歳定年制が努力義務化されましたが、ゆくゆくは80歳定年制になるものと思われます。

高齢者の3割が80歳まで元気に働ければ、年金も医療費も介護費も大幅に減少し1100兆円もの国の借金は40年ほどで返済可能となり、若者の負担は大幅に減らせます。夢のある日本の将来像になるはずです。

コツコツ貯めたお金をもったまま亡くなる方が多いのは、「働かない」または「働けない」からです。年金以外の収入がなければ、貯金を後生大事に守ろうとします。老後の暮らしが不安で心配で使えないのです。

元気に働くことができて年金以外の収入があれば、お金を生き生きと使えます。人生を再設計することもできます。

しっかり収入を得て、お金を使って自分の人生を楽しみながら、アクティブな人生を送ることが社会のためになるのです。ＧＤＰ（国内総生産）も押し上げ、高齢者からの所得税収入も増えれば、国家財政の再建は可能となるでしょう。

日本の公的年金制度が破綻するというのは間違いです。しかし、年金制度の改正によって、年金受給年齢を引き上げないと、制度を維持するのが難しくなっているのは事実です。少子高齢化による超高齢社会では、若い方たちの負担が増すばかりですし、若い方たちが年をとって受給者になったときに満足な額を受給できるかどうか。

多くの高齢者が元気よく働くことができれば、年金支給による国家予算への負担も小さくなり、本人もハッピーではありませんか？

これは社会のためだけに言っていることではありません。何歳になっても、社会と

80歳まで働けば本人はHAPPY、社会のためにもなる

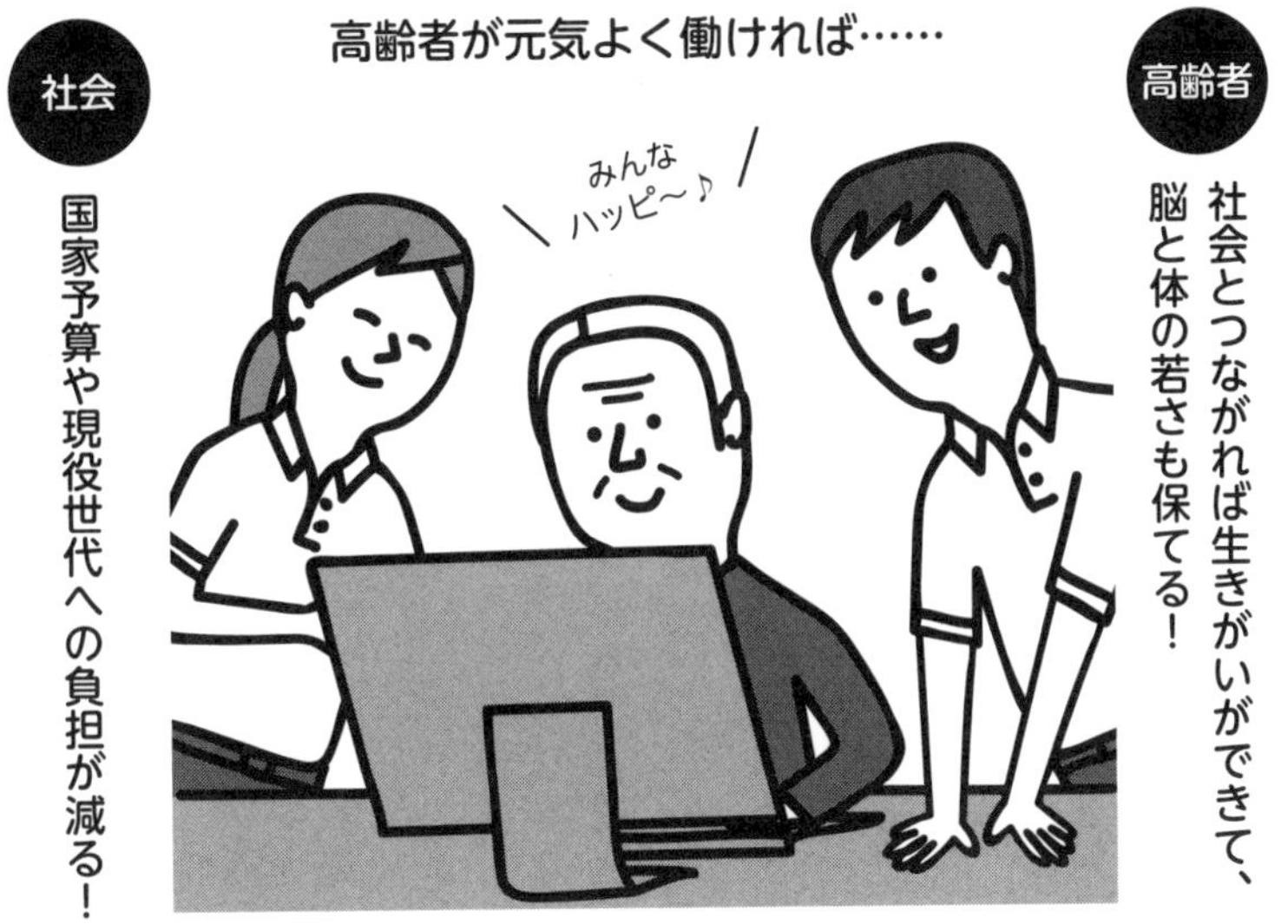
高齢者が元気よく働ければ……
社会
国家予算や現役世代への負担が減る！
高齢者
社会とつながれば生きがいができて、脳と体の若さも保てる！
みんなハッピ～♪

のかかわりをもつことが若さを保つ秘訣なのです。

私は当然、年金を受給できる年齢で、年金だけで暮らすこともできますが、働いて給料をもらっています。そのため、年金受給額は大幅に減り、健康保険の負担も大きくなり、医療費の窓口負担は2割になりましたが、不満はまったくなく、医者に行くこともありません。かえって幸せです。

常に社会とのかかわりをもち、若い方たちとともに笑顔で働き、使いたいときにお金を使い、社会貢献として若い世代の年金負担を減らす。

これが生きがいになるのです。

高齢者の3割が80歳まで働く世の中になれば、国家財政は健全化でき、世界が手本にするような活力ある高齢社会ができあがります。プライマリーバランスが健全化し、国民の生活も健全化します。

もちろん、働く、働かないはその人の選択。生きがいになるのなら、毎日ゴルフでも、家庭菜園で野菜づくりでもいいでしょう。

働く意欲があり、社会との関係を保っていきたい方が働くだけで世の中は変わります。高齢者も社会から期待されながら、働きたいのです。健康であることが幸せの大元なのです。

一定の年齢にある方は若返り、健康を保って社会とつながりを続けるために、若い方は美容と健康パフォーマンスのために、温浴習慣を楽しみながら病気を寄せつけない健康体をつくれればと思います。

第 2 章

血流を改善し体温を上げれば健康になる

安保徹先生から学んだ血流・体温と自律神経の大切さ

すべての病気と不調の原因となる低血流と低体温

ここまで読み進まれてきて、私がこの本でお伝えしたい大まかなことは、おわかりいただけたかと思います。健康を保つ、あるいは取り戻すためには、血流を改善することがいかに大事かということです。

血流は生体活動を維持するために必要な栄養、酸素、免疫細胞、ホルモンなどを、37兆個の全細胞の隅々までに届け、老廃物を回収する重要な役割を果たしているのですから、この流れが滞れば当然、全臓器の細胞に不都合が起こってきます。

最初はなにげない日々の不調かもしれません。けれども、それが積み重なっていくと、血管がどんどんゴースト化して傷つき、あるいは体を守る「免疫」機能が低下し、日本人の死因第1位であるがんや、心臓病、血管障害や脂質異常症、糖尿病などをはじめとした、生活習慣病を発症することになりかねないのです。

ストレスも病気や不調の原因になります。体の機能を調整している「自律神経」のバランスを崩し、それが組織の障害にもつながります。

以下、体を守る「免疫」の役割と血流との関係、体の機能を調整している「自律神経」とストレスの関係、自律神経と血流の関係、血流が悪化するとどうなるか、逆に改善すると、どのような健康効果があるのかなどについて触れたいと思います。

免疫が健康を左右する鍵

免疫機能について説明する前に、安保徹先生のことをお話しししなければなりません。

安保先生は免疫学の世界的な権威で、新潟大学の名誉教授。自然治癒力を支える体の防御機能である「免疫」を研究され、免疫細胞に関する画期的な発見と、数々の論文で国際的に権威ある研究者でした。

「すべての病気は低血流と低体温による免疫機能の低下から」

安保先生が主張された理論をひとことで表現すると、こうなります。

たいへん残念ながら、２０１６年12月にお亡くなりになっていますが、私は生前の安保先生から多くのことを学びました。

今から25年ほど前、ドイツの自然炭酸泉療法を体験し、その健康効果を実感していた私は、日本に自然炭酸泉療法を広め、人々の健康のお役に立ちたいという思いを強くしていました。ご存命だった安保先生に体温と免疫と自律神経の関係について教えをいただき、東京・八王子のオフィスの風呂を使った研究や、東京での講演なども一緒に行うなど、活動をともにしはじめたのが２００９年のことです。

私の会社の実験室にもたびたびお越しいただき、入浴の臨床試験や血液分析をお願いし、研究論文「Traditional Japanese Style Bathing May Contribute to Good Health and Longevity, Health, 2016, 8, 756-763, 2016」（伝統的な日本式入浴は健康と長寿に貢献するだろう）も共同で発表させていただきました。

安保先生は、医師の福田稔《ふくだみのる》先生とともに免疫の研究を進め、「福田－安保理論」（一般には安保理論といわれる）を確立しました。この理論が画期的だったのは、体の制御機能である「自律神経系」と、防御機能である「免疫系」が関係し合うことを生物学的なレベルから明らかにしたことです。

鼻や口のバリア機能

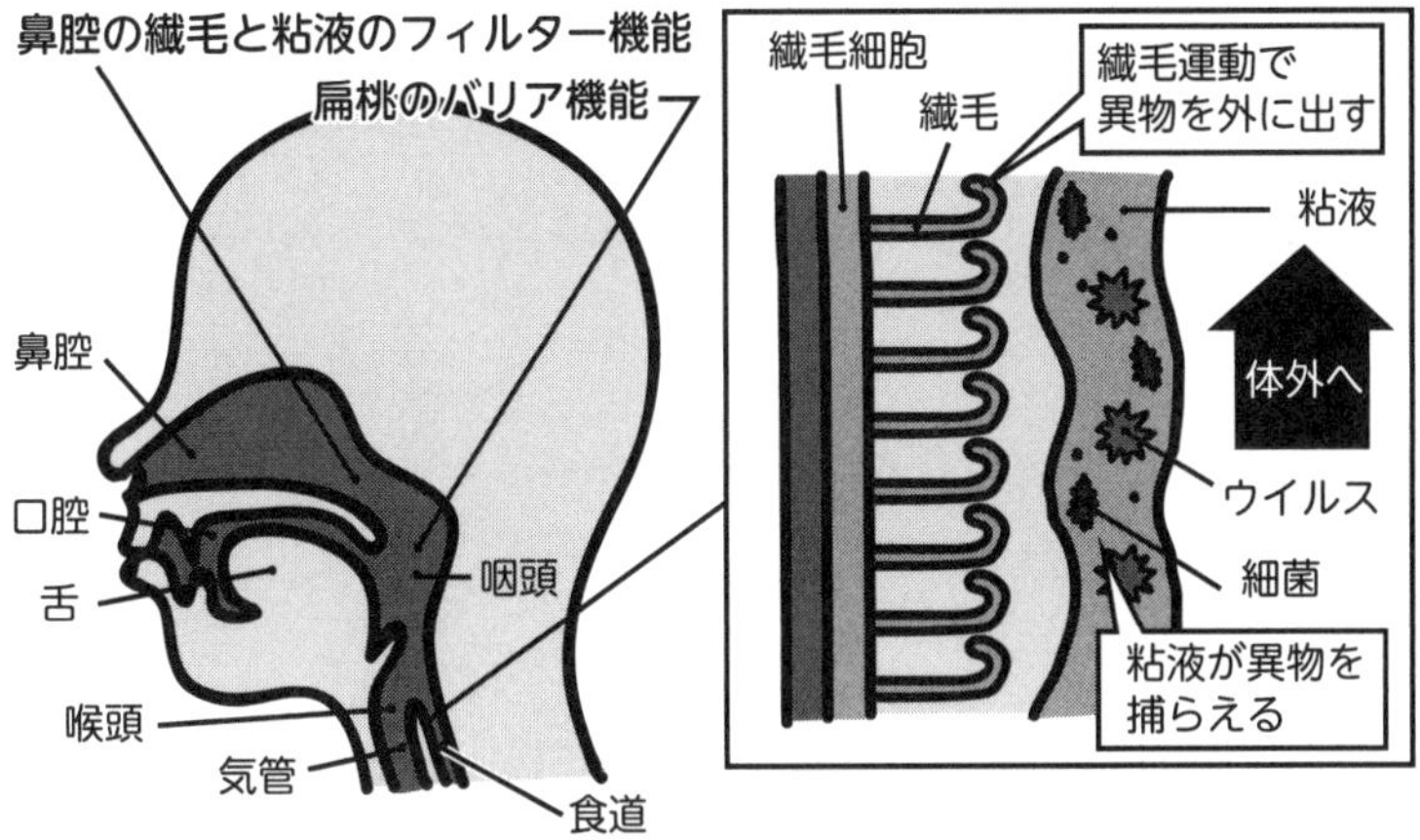

鼻腔内に入った空気は暖められ、湿度を高めることでウイルスの活性を鈍らせるとともに、「繊毛」と「粘液」が吸気とともに入ってくる異物のフィルターとして機能する。「扁桃」はウイルスや細菌をブロックするバリアの役割を担う。

少し難しい話ですが、まず免疫の仕組みからじっくり説明しましょう。

異物から体を守る免疫システム

免疫は私たちの体を病気から守ってくれる強力な防衛システムです。

私たちのまわりには、さまざまな「異物」が存在します。カビやホコリ、ダニはもちろん、目に見えない細菌やウイルス、毒素などは特に危険な存在。体内に入り込むと、体を弱らせ、命にかかわることもあります。体の中で生じる老廃物やがん細胞などの有害物質もあります。

免疫システムはこのような異物を「非自己」（自分ではないもの）と判断して排除します。

疲れた体が回復するのも、風邪を引いたときに薬を飲まなくても治るのも、また、同じ病気にかかりにくく、かかっても症状が軽くすむのも免疫のおかげです。

たとえば、空気中を浮遊しているウイルスが鼻の中に侵入すると、鼻の粘膜にある「繊毛」という小器官がこれを排除しようとし、粘膜は鼻水を分泌して鼻の穴から外に洗い流そうとします。

また、「粘膜免疫」で大きな役割を担っている「IgA抗体」（免疫グロブリンA／抗体の一種）が多くの種類の細菌やウイルスに反応して感染しないように阻止します。

このように鼻や口の粘膜免疫がウイルスに対する最初の防御フィルターの役割を果たすわけです。

あまり意識されないことですが、前述したように皮膚も病原体や有害物質に対する重要なバリア機能をもっています。皮膚には1兆個ともいわれる常在細菌がいて、皮膚を弱酸性に保ち、外部からの刺激や感染から体を守っているのです。有用な細菌は、口の中にも腸内にも常在菌として存在して体を守っていますし、唾液には細菌の繁殖

免疫細胞の種類

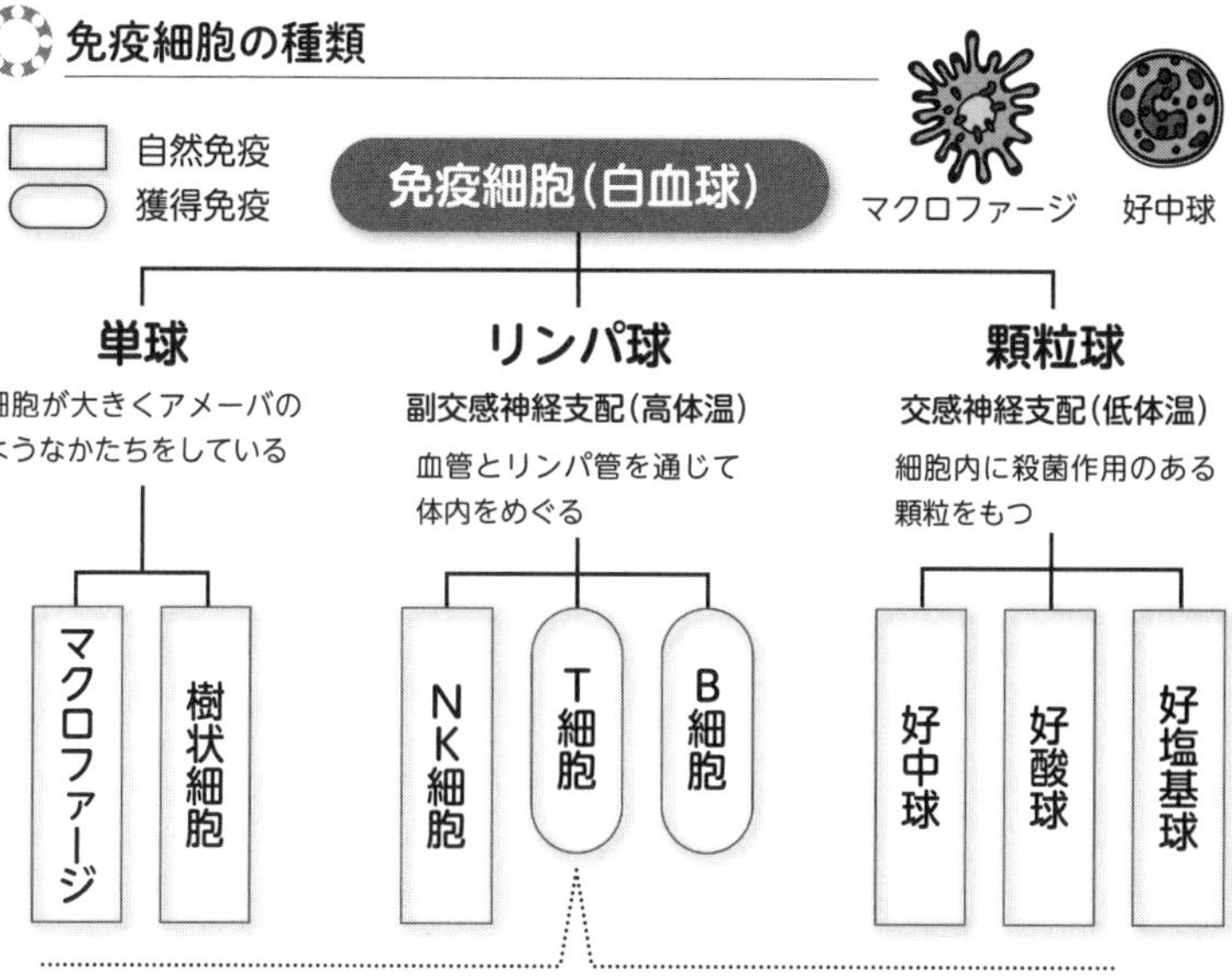

T細胞はさらに、ヘルパーT細胞やキラーT細胞などに分類される。

を抑えたり、傷を治したりする作用もあります。

皮膚や粘膜で異物を排除できれば、しめたものですが、敵もなかなかしたたか。粘膜による殺菌・ウイルス除去シャワーをかいくぐって体内に侵入する強敵もいます。ウイルスや細菌が体内に侵入すると、今度は免疫の主役である「免疫細胞」がこれに立ち向かいます。

免疫細胞の多くは血液やリンパ液内の白血球です。白血球は1種類だけではなく、じつは何種類もある免疫細胞の総称。体内の異物をそれぞれのやり方で攻撃する戦闘部隊です。

これがじつに個性派ぞろいなのです。

白血球は、大まかに3つのタイプに分けられます。

第1のタイプは、白血球のなかで最も細胞が大きく、アメーバのようなかたちをした「単球」。

第2のタイプは血液だけでなくリンパ液にのって動く「リンパ球」。

第3のタイプは活性酸素で細菌を殺菌する作用のある顆粒《かりゅう》をもつ「顆粒球」です。

免疫細胞は、異物を発見してすぐに戦うチームと、異物の性質を分析して対策を立てて目印をつけたり攻撃したりするチームに分かれて働きます。

血液やリンパ液にのって体の隅々までパトロールする第1防衛部隊と、情報を受け取って敵に合わせた戦略を練る第2防衛部隊というわけです。

免疫の仕組み――第1防衛部隊「自然免疫」

第1防衛部隊の主役となるのは、単球の「マクロファージ」。貪食細胞という別名が示すとおり、異物を発見すると、体内で生じた老廃物、ウイルス、細菌、ダニ、ホコリ、花粉といったあやしげなものは、なんでも食べてしまいます。
問答無用で斬りつける斬り込み隊長のような存在ですが、それだけでなく、ほかの免疫細胞を呼び寄せて攻撃指令を出す司令塔でもあります。

これに応じて現場に駆けつけるのは、顆粒球の「好中球」。
顆粒球は交感神経が支配し、ストレス時の低体温でも赤痢菌や結核菌などの細菌と戦う免疫細胞です。好中球が得意とする相手は、そのなかでも主に化膿性の炎症を起こすサイズの大きい細菌。

好中球も細菌を食べることによって敵を倒すのですが、マクロファージと違うのは、倒したあとに自分も死んでしまうこと。化膿による熱は好中球と細菌が戦っている証拠、傷口などから出る膿は戦いすんで倒れた好中球の成れの果ての姿なのです。

第1防衛部隊には、ほかの免疫細胞の指令や応援がなくても単独ですばやく働く、リンパ球の「NK（ナチュラルキラー）細胞」もいます。NK細胞は副交感神経優位の高体温時に活性化します。リンパ球のターゲットは、細菌よりもはるかに小さいウイルスやがんなどですが、直接攻撃するわけではなく、ウイルスに感染した細胞や、がん細胞などを壊して増殖・感染を防ぎます。

ＮＫ細胞が殺し屋（キラー）と呼ばれるのは、このような「細胞傷害性」をもっているため。平熱が高いほどその働きは活発で、一方、老化などによって体温が下がると、この免疫機能も低下してしまいます。

有害な異物を発見してすぐ戦うＮＫ細胞など第１部隊の戦い方を「自然免疫」と呼びます。

体温が免疫の働きを左右する――熱は大切な免疫反応

ウイルス感染細胞やがん細胞を破壊するＮＫ細胞の活性は、37℃で高くなることがわかっています。異物を無差別に食べるマクロファージはやはり37℃で活性することを示す研究もあります。平熱が高いほどＮＫ細胞やマクロファージはよく働き、平熱が低いと働きがわるくなるのです。

たとえば、風邪のウイルスなどが体内に侵入すると、真っ先に粘膜免疫のＩｇＡ抗体が排除にかかり、自然免疫チームが戦いますが、低体温で免疫細胞の活性が低いと、劣勢になります。戦いの最中、マクロファージは炎症を促す化学物質を放出すると、

平熱が低いとウイルスや細菌との戦いも劣勢に

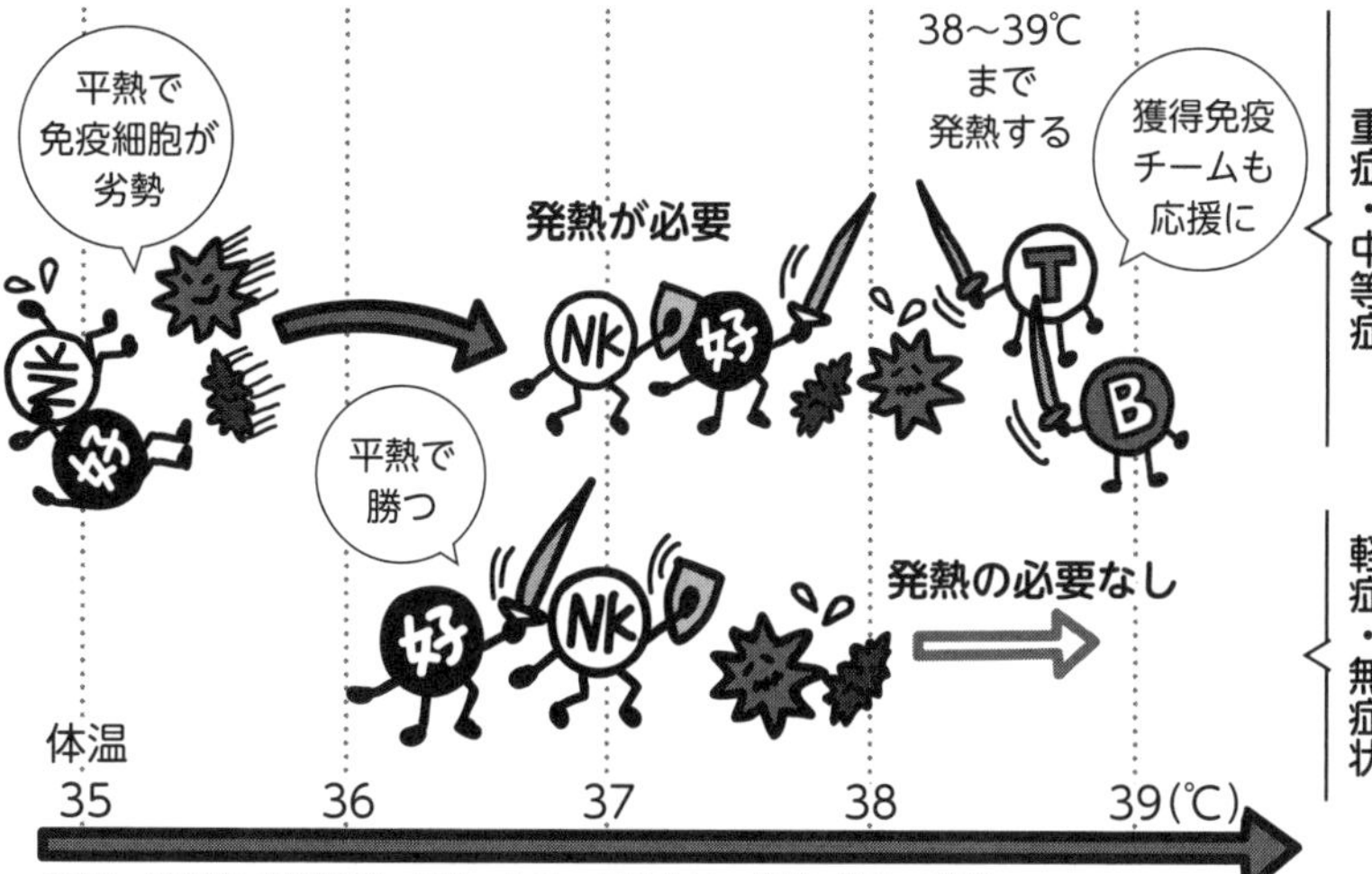

※好＝好中球（顆粒球） NK＝ナチュラルキラー細胞（リンパ球）
T＝T細胞（リンパ球） B＝B細胞（リンパ球）

この物質の間接的な刺激を受けて、脳の「視床下部」は体温を上げる指令を発令。高熱を発して、低温で増殖しやすいウイルスの増殖を抑制するとともに免疫細胞の活性を高めます。つまり、発熱は免疫機能を高める体の防御反応、「むやみに解熱剤を使わないほうがよい」と言われるのはこのためです。

自然免疫を担う第1部隊で敵を殲《せん》滅《めつ》できれば、第2部隊の出番はありません。めでたし、めでたしとなるのですが、強力な敵が現れたり、免疫細胞の活性が低かったりすると、そう簡単にはいきません。

体温が低い冷え性の方ほど免疫活性が低いので、初戦に敗れ、発熱して戦わざるを得なくなるのです。がん細胞やウイルスなどに対抗するためには、平熱の高さが重要となるわけです。

免疫の仕組み——第2部隊「獲得免疫」(発熱)

自然免疫を担う第1部隊の攻撃によって病原体を殲滅できないとき、いよいよ第2部隊が加勢に駆けつけます。

このチームの戦い方は、情報を重視したいわば頭脳戦。第1部隊のマクロファージなどから病原体に関する情報を、第2部隊の待機場所である「リンパ節」で引き継ぎ、効果的な攻撃方法を編み出して戦います。

第2部隊の戦いにおいても血流は重要です。第2部隊の主力であるリンパ球は、血流にのって全身をめぐり、血管内皮細胞間を通り抜けてリンパ節内に入り、また血流に戻る動きをくり返しているからです。

第2部隊の中心となるのは、体の各所にあるリンパ節で待機している、リンパ球の

「B細胞」と「T細胞」です。

このチームの司令塔である「ヘルパーT細胞」は、異物の特徴からまず攻撃すべき相手かどうかを判断し、「これはわるいやつらだ」と見きわめると、ほかのT細胞やB細胞に攻撃指令を出します。

これを受けたB細胞がつくる「抗体」が第2部隊、最大の武器。

ただし、無差別に敵を攻撃するマクロファージなどと違って、B細胞がつくる抗体は1種類の敵しか攻撃できません（粘膜免疫のIgA抗体は例外）。

たとえば、インフルエンザのウイルスに対抗できる抗体をつくれるのはインフルエンザ担当のB細胞だけ、新型コロナウイルスに対抗できる抗体をつくれるのは新型コロナウイルス担当のB細胞だけ。1対1の関係です。

はじめて体内に侵入した病原体の場合は、担当決めが行われて、担当になったB細胞は猛烈に分裂しながら抗体をつくり、病原体に対抗します。

抗体は病原体と結合して無力化し、同じ病原体がまた体内に侵入しても対処できるように病原体のマーカーとしても働きます。抗体は体液中を循環して全身に広がることから、この働きを「液性免疫」といいます。

獲得免疫の戦い方

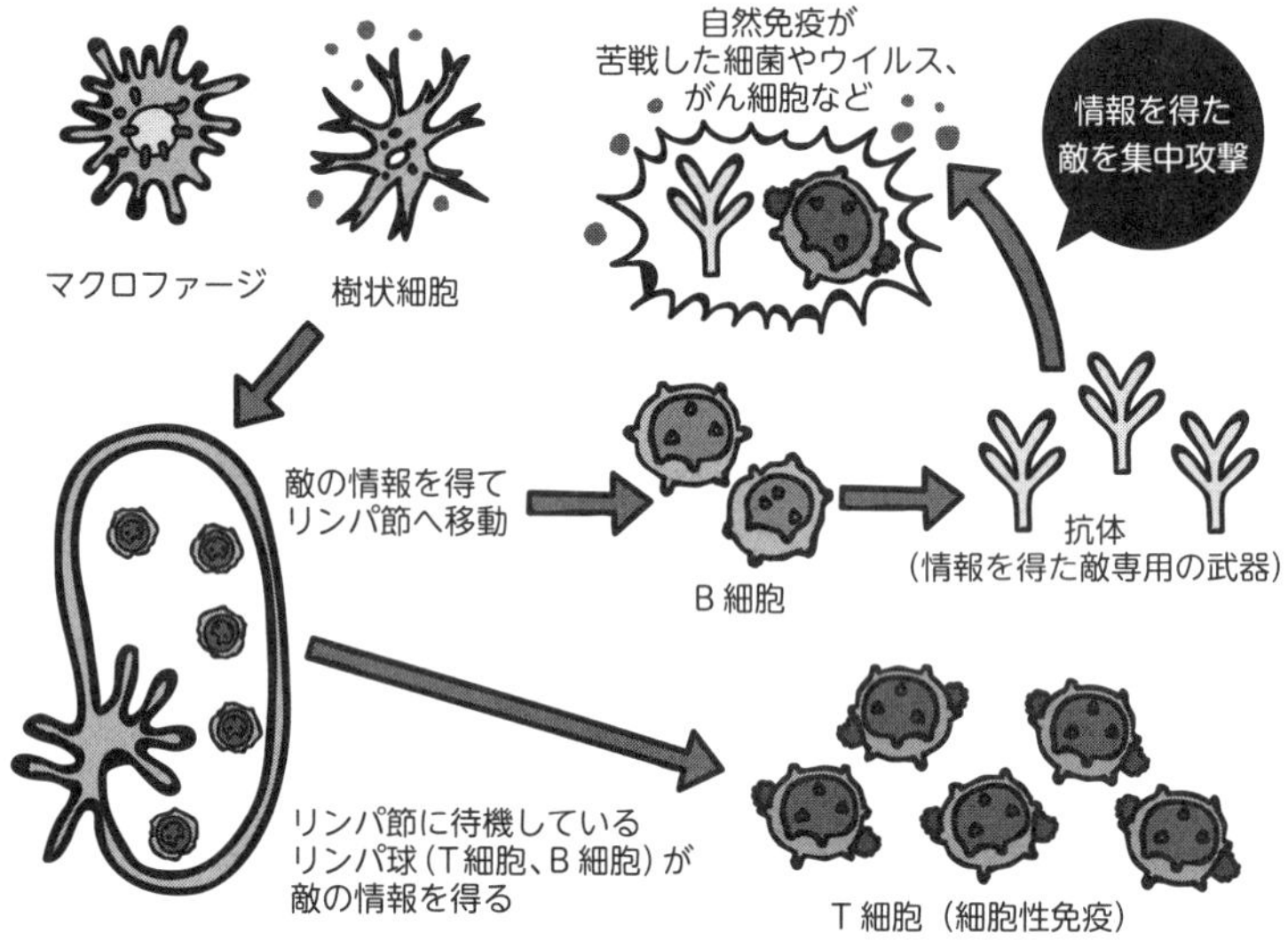

マクロファージ
樹状細胞
自然免疫が
苦戦した細菌やウイルス、
がん細胞など
情報を得た
敵を集中攻撃
敵の情報を得て
リンパ節へ移動
B 細胞
抗体
（情報を得た敵専用の武器）
リンパ節に待機している
リンパ球（T 細胞、B 細胞）が
敵の情報を得る
T 細胞（細胞性免疫）

第2部隊の攻撃役は、B細胞だけではありません。異常化した細胞は「キラーT細胞」が破壊します。免疫細胞が直接異物を攻撃する「細胞性免疫」です。

病原体に感染することで後天的に得られる第2部隊の機能は、「獲得免疫」と呼ばれます。一度かかった病気にかかりにくくなることを意味する、いわゆる「免疫ができる」状態をつくるわけです。

異物に対して、すぐ反応する自然免疫に比べて、獲得免疫は応答までに数日かかるものの、同じ病原体が次に体に侵入したときには効果的に排除できる仕組み。

これを医療に利用したものがワクチンです。たとえば、あらかじめ弱毒化したインフルエンザウイルスを体内に入れることで抗体をつくり、インフルエンザに感染しにくくし、感染したとしても重症化しないことを目指すわけです。

デリケートで低下しやすい免疫機能

このように、私たちの体は二重三重の防御システムを備え、感染症を防ぎ、がん細胞などの増殖を抑えて健康を維持しています。

とはいえ、体を守るこのシステムは、デリケートで壊れやすく、いつでも同じように働くわけではありません。

残念ながら、加齢は免疫機能低下の大要因。

そして、栄養バランスのわるい食事、運動不足、睡眠の時間と質などの生活習慣や、化学合成洗剤の石けんやシャンプーを使った入浴習慣、常時飲んでいる薬も毛細血管を傷害して体温を下げ、免疫機能を低下させます。

安保先生が特に問題視していたのが、血流の悪化による低体温と、低体温の原因となるストレスです。

強い精神的ストレスは自律神経のバランスを崩し、また、毎日の入浴で使う化学合成洗剤の石けんやシャンプーは、肌バリアを破壊し、化学ストレスとなります。

強い精神的ストレスも化学ストレスも、血流を停滞させます。そうなると、栄養、酸素、免疫細胞や抗体が運ばれにくくなり、体が冷えることによって免疫細胞の活性に必要な体温が失われます。免疫細胞の活性の低下につながるのです。

ストレスの作用については、次項以降で詳しく説明しましょう。

免疫系と自律神経系は健康を保つ両輪

自律神経とは、全身に張りめぐらされた末梢神経系のうち、意思とは関係なく体の機能を調整する神経系です。

たとえば、自律神経が働くことによって、胃液が分泌され胃の活動が活発になり、小腸からの吸収が促進されて、食べたものは消化吸収されます。意識して「いま食べたものを消化するぞ」と、がんばっても無理なのは、消化吸収の役割を果たしている臓器が自律神経によって制御されているからです。

生きていくうえで重要、かつ自分の意思では働かせることのできない、呼吸や血液循環、体温調節、消化・代謝、免疫などの機能を支えているのが自律神経なのです。自律神経の中枢は、間脳の視床下部と呼ばれる部位にあり、これら重要な機能をコントロールする司令塔の役割を担っています。

自律神経には2系統があり、活発に活動している昼間に優位となる「交感神経」と、リラックスしているときに優位となる「副交感神経」がバランスを保ちながら、生命活動を維持しています。人体に対する刺激はあらゆる信号となって、交感神経と副交感神経どちらかに影響を与え、この2つの神経系は互いにシーソーのように正反対の体の反応を起こします。

体に対する刺激のなかでもリスクとなるのがストレスです。

体を車にたとえてみましょう。

自律神経はドライバーが運転しなくても車を走らせることができる自動運転機能、交感神経はアクセル、副交感神経はブレーキです。

アクセルである交感神経は体を「活動モード」にします。

たとえば、あなたが大勢の聴衆の前でピアノ演奏を披露する場に立っているとしましょう。このとき、交感神経が優位となります。脳は興奮状態になり、眼の瞳孔は開き、より多くの視覚情報が脳に入るようになって、脈拍を速くするとともにギュッと血管を収縮させて血圧を上げ、集中力を高めます。

緊張状態＝ストレスが交感神経のスイッチです。脈拍は速くなりますが、末梢血管が収縮するため血流は停滞します。体温が下がって緊張で青ざめるのはこのためです。

集中力を高め、体を活動的にする働きがあるというと、よいことずくめであるような気がしますが、これが長時間続くと、脳と体には負担がかかります。「ここぞ」というとき瞬発的に力を発揮する半面、体が休まりません。

これとは反対にリラックス時、特に夕方から夜の休息・睡眠時にかけて優位になるのがブレーキである副交感神経。「休養モード」にする神経系です。

眼の瞳孔は縮小して脳に入ってくる視覚情報を限定し、脈拍はゆっくりとなり、末梢血管は拡張して血流がよくなります。内臓の働きが高まり、消化・代謝が促進されます。

自律神経には「活動モード」と「休養モード」がある

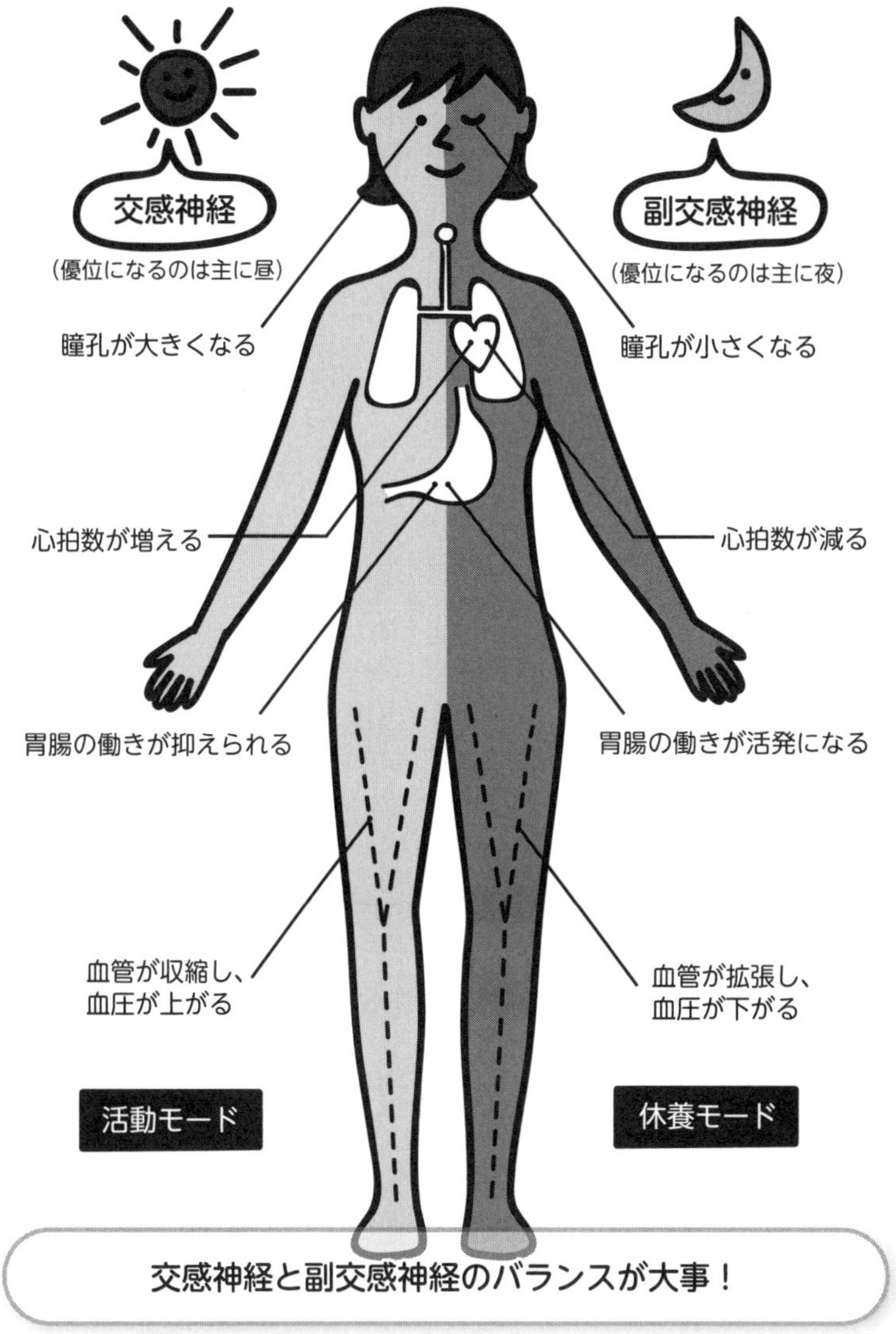
交感神経
（優位になるのは主に昼）
副交感神経
（優位になるのは主に夜）
瞳孔が大きくなる
瞳孔が小さくなる
心拍数が増える
心拍数が減る
胃腸の働きが抑えられる
胃腸の働きが活発になる
血管が収縮し、
血圧が上がる
血管が拡張し、
血圧が下がる
活動モード
休養モード
交感神経と副交感神経のバランスが大事！

２つの神経が交互に自律的に働くことによって、昼間は活動を支え、夜間はゆっくりと休息することができるのです。

強いストレスが自律神経系のバランスを崩す

自律神経のバランスが崩れると、どうなるでしょう。

交感神経の優位が続けば、常に緊張・興奮状態にあるようなものですから、脳と体は休むことができません。血管は収縮し血流は低下し、血圧は上がりっぱなし、全身の血管に負担がかかり、体温は下がります。

人前で緊張してピアノを演奏したあとには、ドッと疲れが出るはず。プロの演奏家でもないかぎり、長時間は続けられないでしょう。

常にアクセルを踏みっぱなしの状態ですから、エンジンを守っているエンジンオイルは劣化し、エンジンやタイヤが酷使されて走行不能になってしまうかもしれません。では、副交感神経が常に優位であればよいかというと、それも問題です。まず、なにかしようとしても活動的になりません。低速走行しているのにブレーキを踏みっぱなしの状態で、こちらはブレーキに負担がかかります。

なにごともバランスが大事。適度な緊張とリラックスした状態をくり返し、交感神経と副交感神経がバランスよく交互に働くことで、健康が維持されるのです。

安保先生は特に、私たち現代人が受けている強いストレスと、それによって引き起こされる、交感神経が常に優位になった状態を問題視しました。

ストレスによって交感神経が常に優位になり、そのことによって起こる血流の停滞と低体温があらゆる病気の原因となっていると考えたのです。

いつも忙しく働いて睡眠時間が不十分であったり、石けんやシャンプーで肌バリアを破壊され、皮下脂肪に化学物質が蓄積して、常時化学ストレス状態にあったりすると、常に交感神経が刺激されて、血管は収縮し血流に障害が起こります。

こうなると、体中の臓器に血液が届かなくなり、負担がかかってしまいます。長く続けば、不調や病気の原因となってしまうのです。

ウイルスや細菌と戦う免疫細胞のリンパ球は、副交感神経に支配されて働きます。体温が高いほど活性化するものであり、血流が増えるほどリンパ球の流れもよくなりますから、逆に血流が悪化すると免疫機能も低下することになるのです。

安保理論によって明らかにされた自律神経と免疫の関係

安保理論によれば、交感神経の緊張によって病気になるメカニズムには2つの経路があります。安保先生は、この理論を血液中の「顆粒球《かりゅうきゅう》」と「リンパ球」の増減、比率を研究することによって証明しました。体温と自律神経系、顆粒球やリンパ球など免疫系が関係していることを明らかにし、高体温が高免疫であるという証明をされた画期的な研究です。

重要なことは、次の2点に集約されています。

①交感神経の緊張によって、「顆粒球」が増加しすぎると、過剰反応から体に有害な「活性酸素」が大量に放出され、臓器の細胞が傷害され破壊される。

②交感神経の緊張によって、副交感神経に支配されている「キラーT細胞」が減少し、さらに「NK細胞」の活性が低下することで、免疫の働きも鈍くなる。

つまり、交感神経優位の状態が続くと、細菌と戦って体の組織を守るはずの顆粒球が、細菌だけでなく臓器の細胞まで傷つけ破壊してしまうのです。これが炎症です。

それだけでなく、交感神経の優位が続けば血流が滞って体温が下がり、副交感神経

交感神経の緊張から病気になる２つの経路

①顆粒球が臓器の細胞を傷つける（活性酸素による破壊）

ストレスなど ➡ 交感神経の緊張 ➡ 顆粒球が増加する ➡ 活性酸素が大量発生 ➡ 臓器を傷害

②免疫機能を低下させる

ストレスなど ➡ 交感神経の緊張 ➡ キラーT細胞の減少＋NK細胞の不活性化 ➡ 免疫機能の低下

安保理論が明らかにした自律神経系と免疫系の関係

に支配されているリンパ球のキラーT細胞やNK細胞の働きまで低下します。キラーT細胞やNK細胞は、がん細胞やウイルスに感染した細胞を壊す免疫細胞です。

臓器が傷ついて満足に働けず、免疫細胞も機能しない状態が続けば、不調から病気になるのは当たり前。

がんや糖尿病、心筋梗塞など病気を招く、この体の反応の原因となるのが、働きすぎなどによる強い精神的なストレス、石けんやシャンプーで肌バリアを破壊し化学物質を皮下脂肪に蓄積し、多くの薬を常用する化学ストレスです。

ここで注目していただきたいのは、体温が36・5℃以上の高体温時に、顆粒球とリンパ球の最適比率があるということ。安保先生は、免疫細胞に占める顆粒球の割合は60％、リンパ球の占める割合は35％が最適であることを明らかにしています。

前述したように、顆粒球が増えすぎれば細胞を傷つけます。一方、リンパ球が増えすぎても、体にとって不都合なことが起こります。本来は無害なものまで異物として排除しようとする「アレルギー反応」です。

このような免疫機能の暴走によって引き起こされる病気もあります。免疫機能が自分の体を攻撃してしまう自己免疫疾患です。その代表が関節リウマチをはじめとした膠原病《こうげんびょう》です。

自己免疫疾患が発症する理由は明らかになっていません。なんらかの原因によって、免疫細胞が自己の細胞やたんぱく質を「異物」と認識して攻撃してしまうことで症状を起こすのです。免疫システムは、異物だけではなく「異常化した自己」、たとえば、がん細胞やウイルスに感染した細胞などを壊す機能を備えていますから、その働きの過剰反応なのかもしれません。

多数の免疫細胞がかかわる免疫は、非常に複雑なシステムです。特定の免疫細胞の活性が高まればよいというものではなく、システム全体がバランスよく働くことが重要なのです。

「ストレス過多が病気の原因と言われても、仕事や生活スタイルを変えるのは簡単なことじゃない」と思われる方もいらっしゃるでしょう。

精神的ストレスを避けようと思っても、仕事の仕方や環境によるものであれば、避けがたいものですが、化学物質の経皮吸収や、薬の常用による体内残留薬品などの化学ストレスだったら、気をつければ避けられるかもしれません。

化学物質を生活環境からできるだけ遠ざけ、副交感神経を優位にし血流をよくして低体温を解消し、健康の基礎を築くことができれば、強い精神的ストレスがあったとしても、それを跳ね返すことができるのではないでしょうか。

血流と体温が大切な理由①——酵素の働きを高める

なぜ平熱が高いほうがよいのか、主な理由は3つあります。

1つめは「体内酵素の産生やその酵素反応には温度が必要」ということ。

私たちの体内では、休みなく化学反応（代謝）が行われています。食べたものを体に必要な栄養に分解するのも、体を動かすときや細胞が活動するときに必要なエネルギーに変換するのも、すべて化学反応なのです。

その際、化学反応を助ける役割（触媒）を果たしているのが、人間では3000種類以上もあるといわれる体内酵素。消化を助ける消化酵素、食べたものをエネルギーに変換する代謝酵素をはじめとした体内酵素がなければ、私たちの体に代謝は起こらず、生きていけません。

酵素活性（酵素の働き）は温度に左右されます。酵素が触媒となって起こる化学反応のスピードは、低温では遅く温度が高くなるほど早くなり、一定の温度を超えると低下します。つまり、酵素が効果的に働くことのできる温度の幅は、たいへんせまいのです。酵素がいちばん働きやすい温度環境をつくるため、人間を含めた温血動物の体温は一定に保たれています。そして、多くの体内酵素の活性が最も高まる「至適《してき》温度」は深部体温37℃。平熱36・5℃以上の高めの人の体温なのです。

過剰になると人体に有害で、老化の原因ともなる「活性酸素」を除去し（抗酸化酵素）、活性酸素によって傷んだ細胞を修復（DNA修復酵素など）することにも酵素はかかわっていますから、健康を保つうえで体内酵素の活性がいかに重要であるかがわかると思います。

もう1つ重要なことは、この酵素の活性度は加齢によって低下するということ。抗酸化酵素の一種「スーパーオキシドディスムターゼ」は、加齢とともに減少し、80代ではほとんど分泌されなくなるといわれています。この年齢が日本人の平均寿命に近いことは、果たして偶然の一致でしょうか。

血流と体温が大切な理由②――エネルギー産生を高める

私たちは食べたものをエネルギーに変換して生命活動を維持しています。体を動かしていなければエネルギーは不要かといえば、そうはいきません。安静時や睡眠時にも働いている、呼吸や血液循環、体温調節、消化・代謝、排泄、生殖、免疫など、自分の意思ではコントロールできない活動にも基礎代謝エネルギーが必要だからです。

私たちの体内でエネルギーをつくっているのは、頭から足先にいたる個々の細胞。

エネルギー生成回路は細胞内に2系統あります。

1つは酸素のいらない「解糖系エンジン」、地球に酸素がなかった時代から、原始的な単細胞生物がもっていたとされる回路です。糖だけを代謝してエネルギーを生み出します。

もう1つは地球に酸素ができはじめた頃に生まれた、酸素を使ってより多くのエネルギーを生み出すことができる回路。有酸素エネルギー生成の「ミトコンドリアエンジン」（電子伝達系）です。「クエン酸回路」（TCA回路）という、効率のよいエネルギー産生を可能にする回路をもち、糖だけでなく、たんぱく質や脂質も代謝して解糖系の18倍、私たちが必要とするエネルギーの約95％を生み出しています。

細胞内小器官であるミトコンドリアの活性も37℃で高まります。

つまり、冷え性の人は大量のエネルギーを生み出すミトコンドリアエンジンの働きがわるいため、効率のわるい解糖系に頼らざるをえず、高体温で健康な人は、両エンジンがバランスよく使われているのです。

じつは、人間をはじめとした生物がこの2つのエンジンをもっているのは、もともとは別の単細胞生物が合体して細胞の中に同居し、多細胞生物のエネルギー産生を担う器官になったからだといわれています。

その一方がミトコンドリア。特有の構造と、細胞核の遺伝子とは違う独自の遺伝子をもつことなどから、もともとは多細胞生物の遠い祖先となった生物の細胞に寄生した細菌ではないかと考えられているのです。まるでエイリアン！　そして、長い年月をかけ共生進化の果てに細胞内小器官として働いているというわけです。

想像してみてください。地球に酸素が増えはじめた約20億年前、酸素を使ってエネルギーをつくり出す由来不明の単細胞生物が、解糖系エンジンをもつ生物に寄生して分裂増殖をやめ、やがて多細胞生物として現在にいたった……これぞ進化の不思議ではありませんか。

ミトコンドリアはがん細胞の消滅にも寄与している

さて、本題に戻りましょう。

がん細胞の消滅にも、酸素でエネルギーを生み出して、体温を上げることに貢献しているミトコンドリアエンジンが有効な働きをしています。

健康な人でも毎日２０００個とも３０００個ともいわれるがん細胞が生じているといわれています。がんが組織化しないのは、高体温で活性が高まるリンパ球のＮＫ細胞などによって駆逐され抑えられているから。ＮＫ細胞やキラーＴ細胞はがん細胞を破壊しますが、ストレスなどによって交感神経優位の状態が続き体温が下がると、免疫機能が低下してがん細胞を退治できなくなり、あるとき、がん細胞が増殖をはじめて、がんが発症します。

つまり、体温はここでも重要な働きをしており、熱を生み出すために必要なエネルギーを産生しているミトコンドリアエンジンの働きは、その意味でも重要なのです。

ミトコンドリア自体が、がん細胞を自滅に導いていることもわかってきました。臓器の細胞に異常が生じると、ミトコンドリアはそのシグナルを受け取り、細胞死（アポトーシス）に導く酵素を活性化させ、細胞を消滅させるのです。このとき、細胞内のミトコンドリアも消滅することになりますから、自らを犠牲にして体全体を救う自爆のような働きといえるでしょう。

当然、体温が下がってミトコンドリアの機能が低下すると、がん細胞など異常な細胞の細胞死（アポトーシス）を行えません。

ミトコンドリアの重要な２つの働き

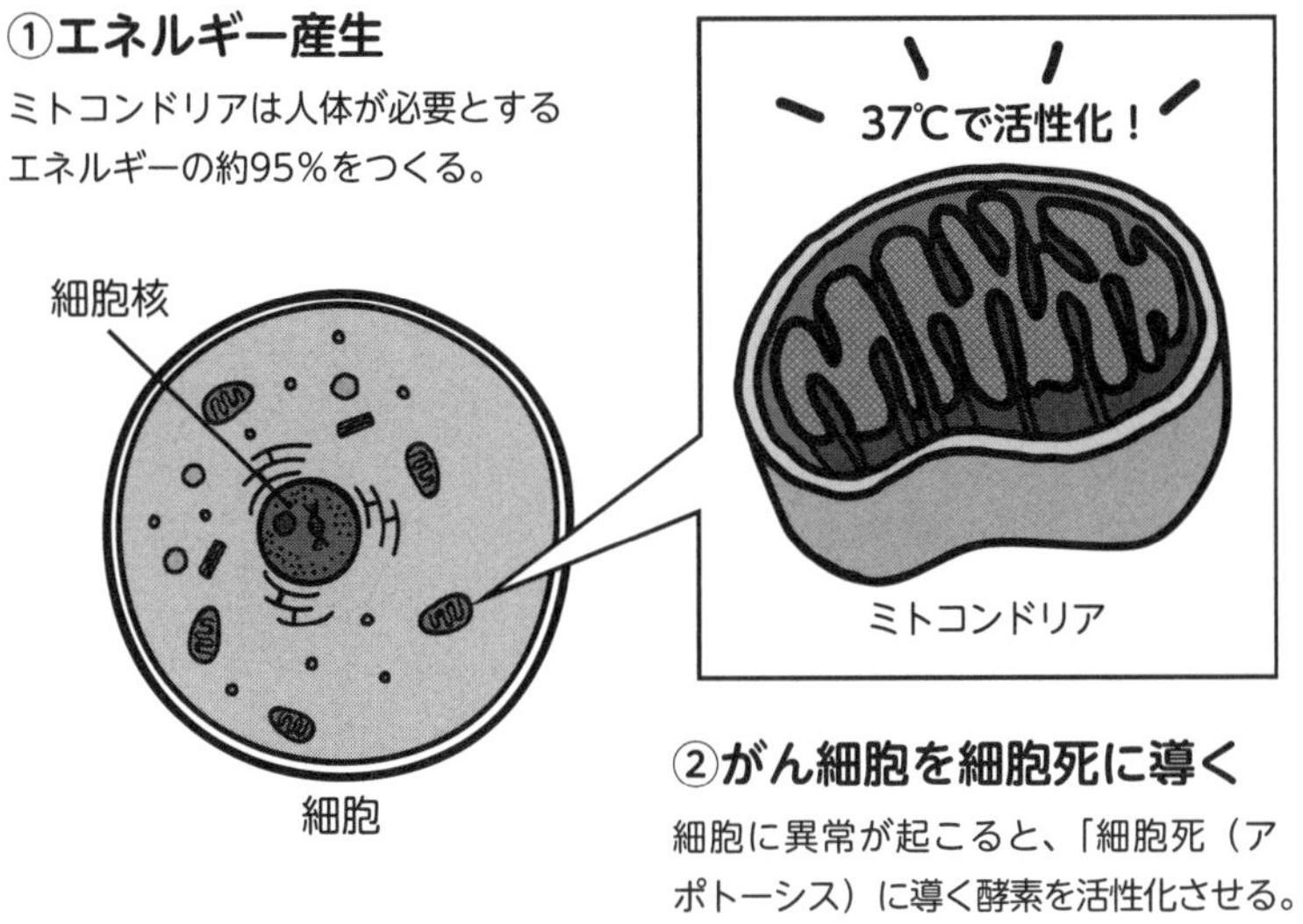

①エネルギー産生
ミトコンドリアは人体が必要とする
エネルギーの約95％をつくる。

②がん細胞を細胞死に導く
細胞に異常が起こると、「細胞死（ア
ポトーシス）に導く酵素を活性化させる。

では、ミトコンドリアの働きをわるくする要因はなんでしょうか？

ミトコンドリアの活性温度は37℃であることを思い出していただければ答えは簡単。低血流と低体温です。低体温によりミトコンドリアが不活性化して機能不全を起こし、がんの原因となるのなら対処法もシンプル。副交感神経を優位にして体温を高めることが、私たちが意識して取り組むことができることなのです。

化学ストレスを受ける入浴習慣を見直すとともに、血流を改善して、加齢による毛細血管のゴースト化を防ぐことが求められます。

がん細胞を生み出しにくくするためにも血流と体温が重要なことを、がん細胞の発生のメカニズムから書き添えておきましょう。

がん細胞が低酸素状態で腫瘍化することを明らかにしたのは、ドイツの生理学者で1931年にノーベル生理学・医学賞を受賞したオットー・ワールブルクです。細胞が長期間、低酸素状態にさらされると、ごく一部の細胞は酸素を使わない解糖系エンジンを働かせ生き延びようとします。これががん細胞なのです。

がん組織の増殖には酸素を消費しないことから、この主張を発展させ、がん細胞は太古の地球に多く見られた酸素を嫌う単細胞生物のような状態に「先祖返り」したものだという説を安保先生は唱えています。

低酸素状態は、血流の低下によって起こります。低酸素によって生まれるがん細胞の増殖をあと押しするのが低体温。免疫機能が低下すれば、がん細胞が増殖しやすくなるのは当たり前です。

心臓や脾臓《ひぞう》は0・5℃ほどほかの臓器より高い温度の臓器ですから、がんになることはありません。小腸も忙しく食べたものを消化し、活発な蠕動《ぜんどう》運動で熱をもっているため、がんにはなりにくい臓器です。がんになりやすいのは冷えやすい臓器で、乳がん、前立腺《ぜんりつせん》がん、子宮がん、大腸がんなどがその典型です。

がんを予防するためにも、体温を上げることがいかに重要かおわかりいただけたかと思います。

放射線治療が発見される前のがんのクラシックな治療法は、マラリアなどの微生物を注射し39℃ほどの発熱を起こさせる治療でした。それほど、がんは熱に弱い組織なのです。五反田のタイオンサーモセルクリニックという病院では、重炭酸温浴で深部体温を39℃に1時間高める治療が行われています。

血流と体温が大切な理由③——免疫機能を健全に保つ

免疫機能の中心となる免疫細胞群は、リンパ液や血液にのって体の中をめぐり、体に侵入してくる異物と戦うとともに、あちらこちらで日々起こる細胞の異常化を防いでいます。

これらの免疫は副交感神経が支配しますから、血流が滞って体温が低下すれば、免疫活性がわるくなることは、あらためて説明するまでもないことです。

そして、顆粒球《かりゅうきゅう》とリンパ球の最適バランスは体温36・5℃にあるということ。

ウイルス感染細胞やがん細胞を破壊するNK細胞の活性は、37℃で高くなることがわかっていますし、異物を無差別に食べるマクロファージはやはり37℃で活性することを示す研究もあります。

とはいえ、免疫細胞の一部が活性すればよいというものでもありません。バランスが大切です。

安保理論の中で重要なことをもう一度紹介しましょう。
①交感神経の緊張によって、「顆粒球」が増加しすぎると、過剰反応から体に有害な活性酸素が大量に放出され、臓器の細胞が傷害される。
②交感神経の緊張によって、副交感神経に支配されている「キラーT細胞」が減少し、さらに「NK細胞」の活性が低下することで、免疫の働きも鈍くなる。
顆粒球が増加しすぎると、有害物質を発生させて体を傷つけ、さらにリンパ球であるキラーT細胞とNK細胞の活性が低下するのです。ここから学ぶべきことは、血流を改善して平熱を高く保つとともに、自律神経のバランスを整えることによって、免疫機能全体を健全に保つことが重要ということなのです。

病気は自分で予防できる

専門的で膨大な基礎研究に裏づけられたものでありながら、安保先生の理論は非常に明快です。免疫系と自律神経系のバランスの大切さを説く著書は、たいへんわかりやすく、ストレスへの対処や、どうすれば免疫機能を健全に保つことができるかについて、読者が実践できることを提示し、いまでも信奉者が多いことがよくわかります。

生活習慣病の予防といっても「なにをすればよいかわからない」、あるいは「病気になったら医師や病院に頼るしかない」と思っていた方にとって、すべての病気は低体温、低血流からという理論は非常にわかりやすく、「体温さえ上げれば」と、大いなる希望を見出すことができるものです。

安保先生が遺してくださったものは、それだけではありません。

「あなたが健康であるために、あなた自身が主体的に取り組みなさい」

医師や病院に頼るだけの受け身ではなく、自分ができることを主体的に行わなければ「健康は担保できない、病気は治せない」という、大切なメッセージだと私は思うのです。

知らないうちに体は冷えている

日本人の体温は下がっている

「血流が滞って低体温になる」と表現してピンとこない方には、「冷え性」といったほうがわかりやすいかもしれません。日本人、特に女性は冷え性に悩む方が多く、国民病といっても過言ではないのではないでしょうか。

よく引用される東京大学田坂定孝《たさかさだたか》教授の研究によれば、かつての日本人の平均体温は36・89±0・34℃（36・55～37・23℃）。これは1957年に東京都内の10代から50代の健康な男女3094人を対象に検温して得られたデータです。

体温が36・89±0・34℃の範囲にあった人は全体の73％。これは平均値ですから、これよりも高い人も低い人もいたはずです。

日本人の平均体温は約1℃低くなっている

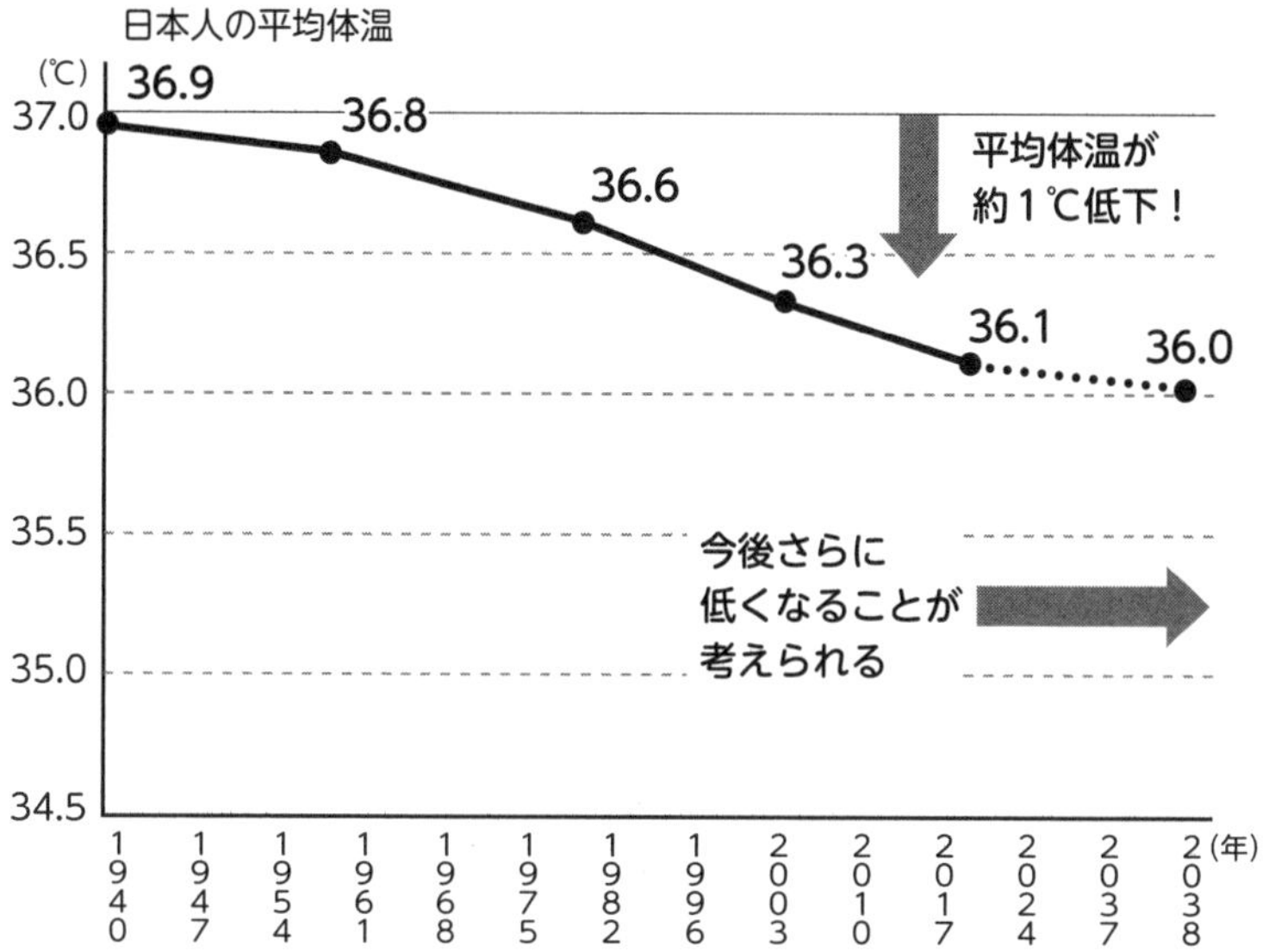

36年後の１９９３年に行われた、ある研究では平均36・67±0・36℃（36・31～37・03℃）で、わずかながら下がり、55年後の２０１２年の報告では、調査対象が20歳前後の女子大学生という条件つきながら、平均36・11±0・35℃（35・76～36・46℃）とかなり下がっています。

日本人全体の体温は下がり続けているのです。よくいわれるのは、36℃以下の低体温の人が増えているということ。

この原因は、生活環境や入浴生活習慣の変化、ストレスによるものと私は考えています。

血流を停滞させる生活習慣——運動不足、冷房、シャワー

体温が下がる直接的な原因は血流の低下です。では、なぜ血流が低下するのか？その理由の1つが生活習慣ではないかと考えられています。

戦後、日本人の生活スタイルは劇的に変化しました。交通機関が発達する一方で企業は機械化を進め、ありとあらゆる電化製品が普及して家庭に入った結果、体を動かすことが少なくなります。

いまや都市圏でも地方でも歩いて通勤する人はほとんどいないのではないでしょうか。都市圏なら電車、地方なら自家用車が主な通勤手段です。また、家庭での家事労働の負担も小さくなっていることでしょう。

その結果、筋肉量は低下します。これが血流の低下につながるのです。

筋肉、なかでも体全体の筋肉量の4分の3を占めるといわれる下半身の筋肉は、収縮することによって血液を循環させるポンプのような役割を果たしています。つまり、筋肉の量が不十分で、かつ適度な運動をしていなければ血流は停滞しがちなのです。

さらに筋肉には血管が走っていますから、筋肉が少ないほど血液にのった熱も運ばれ

にくくなります。

また、筋肉量が少ないと「基礎代謝」の量も低下します。「基礎代謝」は安静時や睡眠時にも活動している臓器のために行われているエネルギー消費。加齢とともに低下するだけでなく、筋肉量にも左右されます。

基礎代謝が低いということは、エネルギー消費が少ないということですから、人類が過去に経験してきた飢餓に耐えるのには有利なことでした。ところが、現代は飽食の時代。やせにくくなり、体の諸機能が不活発化する基礎代謝の低下が歓迎されることはありません。

血流を停滞させる生活習慣は、ほかにもあります。わかりやすい例が体を冷やす飲食物や冷房。冷えが血流の停滞を呼び、さらに冷えるという悪循環です。

熱中症が心配される高齢の方には適度な冷房は必要ですが、暑いときはしっかり汗をかくことによって、汗腺の機能は健全に保たれます。

私が特に主張したいのが、湯船につからないシャワー習慣の弊害です。温浴の健康効果に注目していただき、体を洗うだけのシャワーから、血流を改善する健康習慣にぜひ切り替えてほしいと思うのです。

血流を停滞させるストレス

安保先生が血流を停滞させ免疫機能を低下させる要因として問題視したのがストレスです。ストレスというと、多くの方は「精神的ストレス」をイメージしますが、混雑や騒音、暑さ、寒さなどによる「物理的ストレス」、環境汚染物質や空気汚染、石けんやシャンプーで体を洗い化学物質を皮下脂肪に蓄積させ、四六時中体を冷やす「化学的ストレス」などがあります。

ここではストレスが血流を低下させるメカニズムについて、もう少し詳しく説明してみましょう。

人間の体はストレスを感じると、交感神経を優位にします。これは問題に対処するための臨戦態勢の状態です。

大脳辺縁系の視床下部から交感神経を刺激する司令を出すとともに、脳下垂体に働きかけて「副腎皮質刺激ホルモン」を分泌させます。これがストレスホルモンといわれる「アドレナリン」と「コルチゾール」。アドレナリンは心拍数を増加させ、血圧や血糖値を上げるように働きます。コルチゾールはエネルギー産生や集中力を高める働きがあります。ストレスに対抗するためです。

ところが、これが常態化すると、アドレナリンの過剰分泌から「血流停滞」「内臓機能・代謝の低下」、コルチゾールの過剰分泌から「炎症反応」「免疫機能の抑制」などが起こるのです。さらに自律神経のバランスを崩し、脳の視床下部にある体温調節中枢が働きにくくなります。

アドレナリンの作用による血流停滞から体温が低下し、体温調節中枢の働きがわるいことによって冷えれば冷えっぱなしの、低体温ができあがるわけです。

よくいわれるように、現代は高ストレス社会。知らず知らずのうちに交感神経が刺激され続け、血流の停滞が常態化することになりがちです。毎晩の入浴に色や香りをつける多くの化学物質を含んだ入浴剤につかることも、じつは化学ストレス風呂となり、体を冷やしているのです。

マウスを使ってコルチゾールの分泌量を測定した研究があります。せまいカゴに閉じ込めただけで、マウスはストレスを感じてコルチゾールを分泌し、血流を低下させ体温が低下しました。化学物質を与えても、抗菌剤入りの石けんやシャンプーで皮膚を洗ってもストレスを感じ、コルチゾールを分泌させることがわかっています。

ストレスが体全体に与える影響

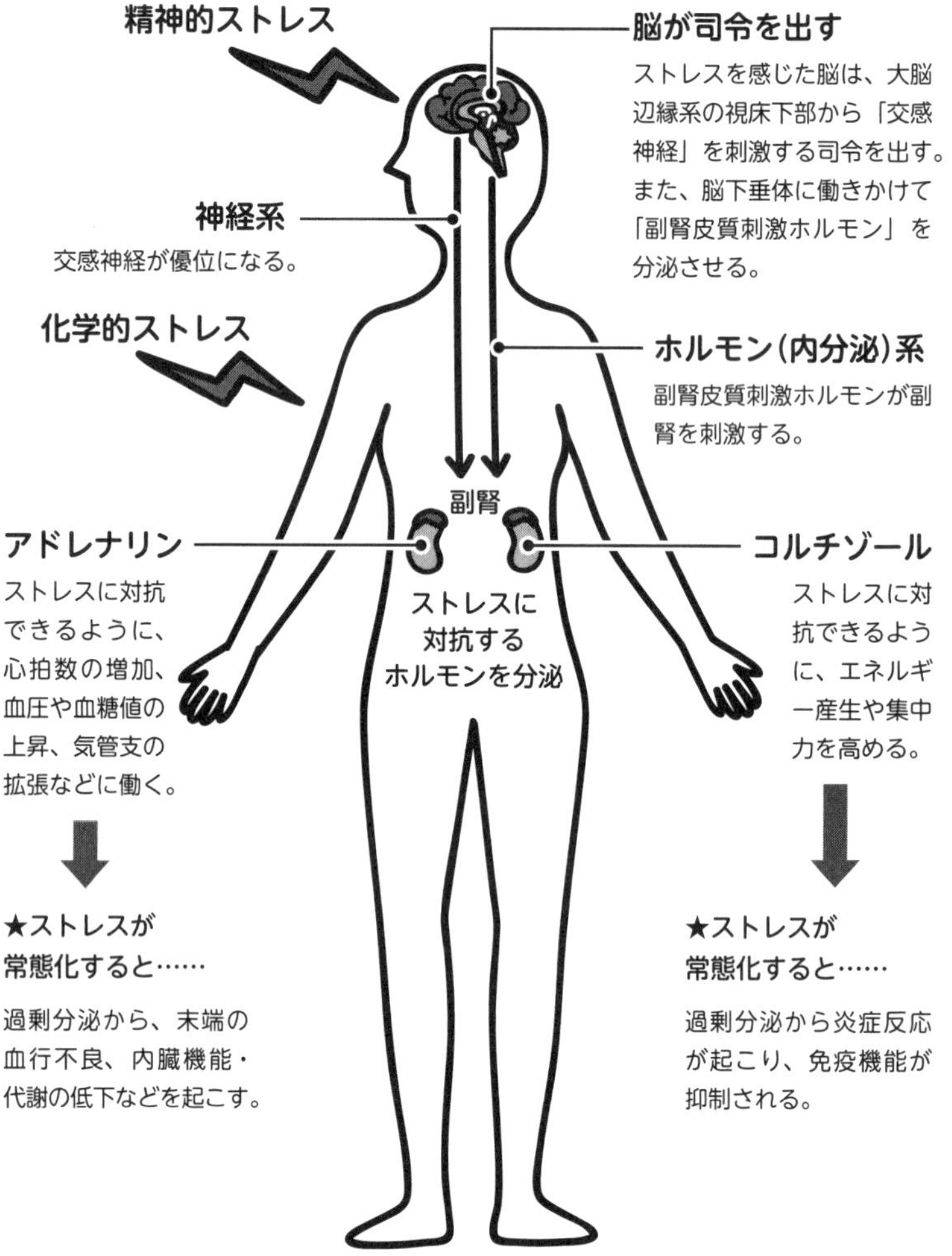

精神的ストレス
脳が司令を出す
ストレスを感じた脳は、大脳辺縁系の視床下部から「交感神経」を刺激する司令を出す。また、脳下垂体に働きかけて「副腎皮質刺激ホルモン」を分泌させる。
神経系
交感神経が優位になる。
化学的ストレス
ホルモン（内分泌）系
副腎皮質刺激ホルモンが副腎を刺激する。
副腎
アドレナリン
ストレスに対抗できるように、心拍数の増加、血圧や血糖値の上昇、気管支の拡張などに働く。
ストレスに対抗するホルモンを分泌
コルチゾール
ストレスに対抗できるように、エネルギー産生や集中力を高める。
★ストレスが常態化すると……
過剰分泌から、末端の血行不良、内臓機能・代謝の低下などを起こす。
★ストレスが常態化すると……
過剰分泌から炎症反応が起こり、免疫機能が抑制される。

ストレスに対抗するホルモンは諸刃《もろは》の剣《つるぎ》！

コルチゾールは血流にのって脳で吸収され、記憶を司る「海馬」を破壊し、うつや若年性認知症の原因になるともいわれています。精神的なストレスと違って、本人が意識しないまま、知らず知らずのうちに健康を害してしまう「サイレントストレス」がいかに怖いものか、注意して生活習慣を見直す必要があると思います。

現代人はストレスを解消する術を知らない

ストレスのなかでも、特に意識されにくい化学ストレスについて、安保先生は問題提起しています。安保先生は薬剤、特に消炎鎮痛剤や降圧剤が血流の低下と低体温を招くと指摘しました。消炎鎮痛剤は、血流を停滞させることで痛みを感じないようにし、降圧剤は血圧を下げるために血流を停滞させる薬なのです。

再三、指摘しているように、私が考える最も防がねばならない化学ストレスは、もっと身近な、化学物質が配合された石けんやシャンプー、リンスなどで、それらは体のバリアを破壊してしまうのです。

化学ストレスについては章をあらためて、より詳しく説明することにしましょう。

さて、昔の人もストレスはあったことでしょう。それはおそらく、明日生きていけるかという、人間が根源的にもつストレスです。けれども、体を動かす労働に従事することは精神的なストレスの発散につながりますし、筋肉量を維持し動かすことで血流は保たれます。血流を停滞させない生活が、かつてはあったのです。

現代人の生活にはこの相互作用がありません。ストレスを発散できる生活をしようと思っても、「仕事で忙しい」「運動をするような時間がない」「人間関係がややこしい」など、難しいのが現実です。だからこそ、化学ストレスとなる石けん、シャンプーなどを使った化学入浴をやめることが重要なのです。

人は血管から老いる

通常、血管は加齢とともに少しずつしなやかさを失うだけでなく、流れがわるくなりゴースト化します。60代から70代では、若いときの毛細血管量の40％程度が消えてなくなってしまい、体は冷えてしまうのです。

実年齢よりも、血管のしなやかさ、やわらかさを基準にした「血管年齢」のほうが若い人もいれば、逆の人もいます。この違いを生むのは生活習慣の乱れや化学ストレス。血管の老化スピードを早める要因です。

血管年齢は健康の目安。「人は血管から老いる」といわれます。老いるだけなら、自然なことと受け入れるしかありませんが、多くの生活習慣病は老化した血管から発症するのですから、「しょうがないか」ではすみません。

老化して血液の流れがわるくなると組織は線維化し硬化します。しなやかさを失った血管はもろく硬く破れやすくなり、この状態に高血圧、高血糖、脂質異常などが重なると血管の内膜が傷つき、そこに悪玉コレステロールなどが入り込んで、瘤《こぶ》（プラーク）が形成されてさらに血管は硬くなります。

これが悪名高き「動脈硬化」。動脈の壁が厚くなったり、硬くなったりして、血管本来の構造が壊れる病変。動脈硬化とともに進むのが毛細血管のゴースト化です。

動脈硬化が進行すると、血流に耐えきれずに瘤が破裂したり、血栓（血のかたまり）ができて、せまくなった血管を詰まらせたりします。全身の血管が危険にさらされることになり、脳の血管で障害が起これば、「脳梗塞」や「脳出血」などのリスクが、心臓周辺の血管で障害が起これば、「狭心症」や「心筋梗塞」などのリスクが高まります。

古い表現で恐縮ですが、動脈硬化は「生活習慣病の総合商社」なのです。

動脈硬化が陰険なのは、症状もなく進行すること。自覚症状がないからと油断して放置していると、ある日突然、重大な病気を発症することになるわけです。

だからといって、怖がっているだけでは健康は守れません。血流を改善すれば、血管を若々しく保つことができるだけでなく、若返らせることもできるのです。

大切な毛細血管を救え！

血管は大きく3つに分けることができます。

心臓から出た血液を全身に送る太い血管が「大動脈」。動脈を流れる血液は、肺で酸素を受け取り、肝臓で栄養を積み込んで、全身の器官に供給する役割を担っています。動脈は酸素と栄養の供給路です。

一方、全身をめぐった血液を心臓に戻す太い血管が「大静脈」です。静脈を流れる血液は、酸素を消費したあとに生じる二酸化炭素と、老廃物を全身の器官から受け取って運び、二酸化炭素は肺で、老廃物は肝臓や腎臓で排出処理されます。静脈は二酸化炭素と老廃物の放出路です。

この2つをつなぐのが、細かく枝分かれして網目状になった末梢の「毛細血管」。小動脈から分岐したあとに、再び集合して静脈につながります。

毛細血管は非常に細く、直径0・005〜0・02㎜。赤血球がやっと通る太さで肉眼では見えません。血管全体の99％がこの目には見えない毛細血管。それを1本につなぐと、地球2周半分になるといわれています。

血液はごく薄い毛細血管壁からにじみ出て細胞に酸素や栄養を供給し、細胞からにじみ出てくる老廃物や二酸化炭素を受け取って静脈に運びます。毛細血管は、まさに血管の最前線であり、生命線なのです。

この大切な毛細血管の血流が停滞するとゴースト化し、細胞への酸素と栄養の供給が途絶えるわけですから、当然、あらゆる組織の不調・老化の原因に。美容・健康面での悪影響が起こります。これをほうっておけば、毛細血管は線維化・硬化し消えてしまい、酸素と栄養が途絶えた細胞は死滅することになります。

加齢とともに血圧が上がるのは、毛細血管がゴースト化して絶えた血液の供給を補完しようという生理作用。血圧を上げて血流を増やそうとしているのです。

かつて高血圧の基準は、最高血圧で「年齢＋90㎜Hg」でした。ところが、近年は最高血圧130㎜Hgの高齢者でも降圧剤で血圧を下げる医療が行われています。キリンの血圧が2500㎜Hgもあるのは、心臓から1m以上も高い頭へ血液を押し出さなければならない必然であるように、高齢者は高い血圧が必要なのです。それを無理に下げれば、心臓から上の頭部へ血液を十分に送り届けることができないわけで、認知症や脳梗塞が増えるのも当たり前のことなのです。

そうなる前に、毛細血管の血流を上げて毛細血管をよみがえらせ、血管の柔軟化を図り、動脈硬化や心筋梗塞や脳梗塞を防がなければなりません。

微細な毛細血管は損傷しやすい器官です。そのため、異常が生じたときには、対処するシステムを備えていて、末梢の毛細血管が徐々に詰まっていく程度なら、あらたにバイパスを形成して細胞の死滅を防ぐのです。

血流が絶えて毛細血管がゴースト化するのなら、血流を改善すればよいこと。太い動脈の老化を防ぐのも、ゴースト化した毛細血管をよみがえらせるのも血流なのです。

血流改善による動脈硬化と毛細血管のゴースト化の予防は、あなたが何歳であっても可能です。それを実現するのが重炭酸温浴です。そのことは執筆時点で77歳になっている私が自身の体で証明しています。毎日2回30分以上の重炭酸温浴で、体のあらゆる機能のアンチエイジングが可能になったのではないかと思っています。

ノーベル賞を受賞した血流改善物質の研究

私が自信をもって重炭酸温浴をおすすめするのは、しっかりとした科学的根拠があるからです。根拠となっているのは、血流改善物質「ＮＯ《エヌオー》（一酸化窒素）」の存在です。窒素酸化物である一酸化窒素（化学式ＮＯ）は、長い間、有害物質と認識されてきました。車の排気ガスやたばこの煙に含まれ、光化学スモッグや酸性雨をもたらす原因物質だからです。

この認識を大きく覆したのが、イタリア系アメリカ人薬理学者ルイス・Ｊ・イグナロ博士と共同研究者によるＮＯの研究です。１９９８年、当時、カリフォルニア大学ロサンゼルス校の教授であったイグナロ博士らは、ノーベル医学・生理学賞を受賞しました。体内で産生されるＮＯが血管拡張作用をもっていることを明らかにし、その高い健康効果を証明した功績によるものでした。

イグナロ博士がNO《エヌオー》研究を進めるにあたって着目したのは、爆薬の原料となるニトログリセリン！　この有機化合物は、そのメカニズムが解明されないまま、19世紀から「狭心症」の薬として使用されてきました。

狭心症は、心臓の筋肉（心筋）に血液を供給する「冠《かん》動脈」がせまくなり、心筋が酸素不足になって、胸の痛みなどの症状が出る病気です。ニトログリセリンの錠剤を服用すると、血管が拡張して発作がおさまるのです。

「ニトログリセリンの窒素成分（元素記号N）が、血管内の平滑筋でNOに変換されて、心臓の血管を弛緩《しかん》させる」

これがイグナロ博士の結論でした。イグナロ博士のノーベル賞受賞以来、NOは注目され続けています。心臓の血管だけでなく、全身の血管拡張を促すことによって血流改善して血管を若返らせ、脳血管障害や心血管障害の原因となる高血圧と動脈硬化の予防・改善に効果を発揮するのですから当然といえるでしょう。

詳細は後述しますが、重炭酸温浴はこのNOの体内産生を高めるのです。毎日の入浴でNOの産生を高めることができる発見は、まさにイグナロ博士が求めた「夢の健康法」だと思うのです。

加齢とともに低下するNOの体内産生と血管病のリスク

※20代を100%とした場合の相対比

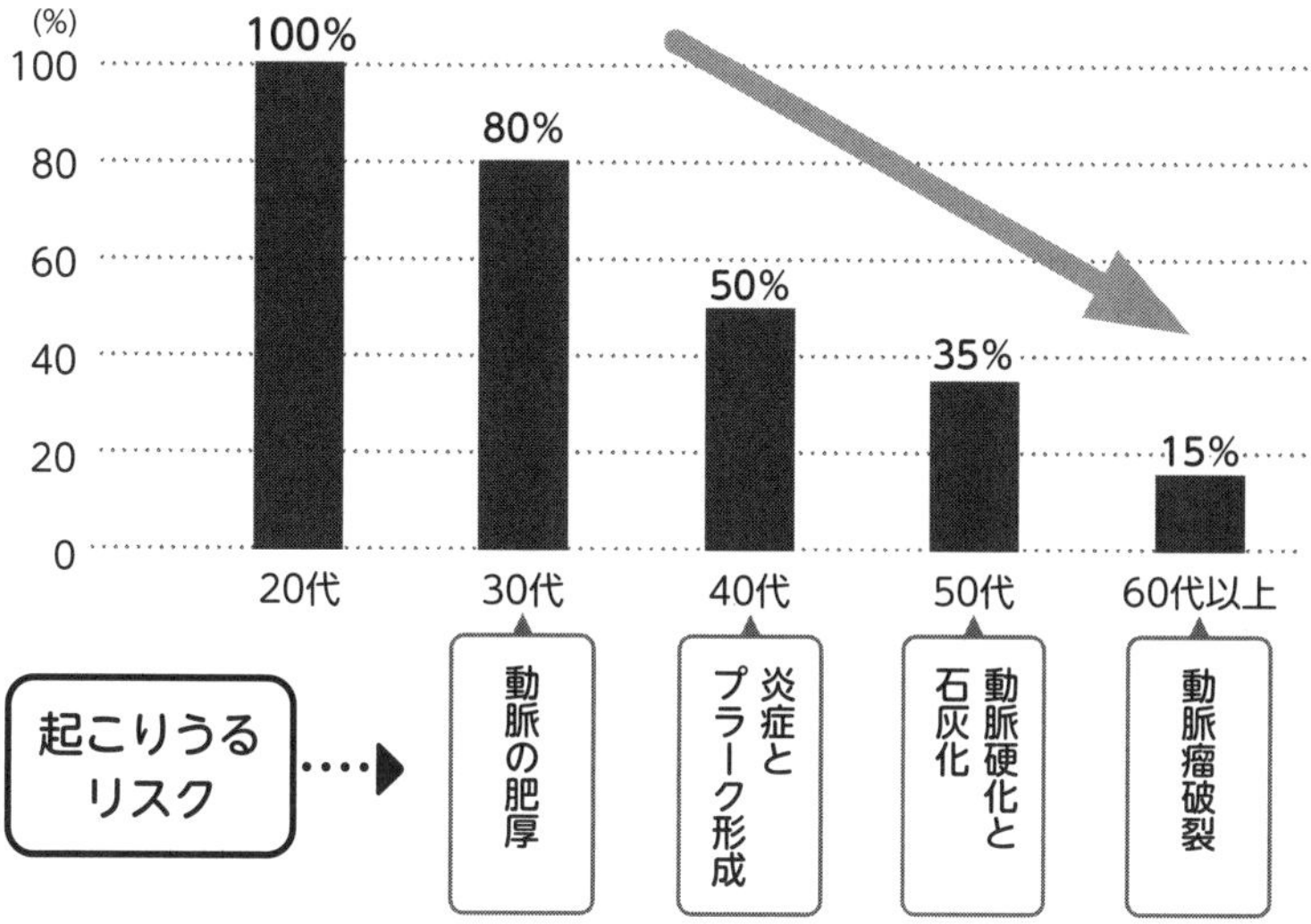

加齢とともに減る体内のNO

人間は体の中でNOをつくることができます。これで、「めでたし、めでたし」とならないのは、加齢とともに体内産生量が減るからです。

「私は若いから、だいじょうぶ」ともいきません。NOは30歳頃から不足がちになり、20代の体内産生量を100とすると、40代ではその半分、50代では35%程度、60代ではわずか15%程度まで減少するのです。

あなたが20代でも、あと何年かすれば、体内のNOは不足してくるわけです。

悲観的なことを述べて読者を脅すのが、この本の趣旨ではありません。対策もちゃんとあります。Ｎ《エヌ》Ｏ《オー》を増やす食材もありますし、適度な運動で増やすこともできます。たとえば、ＮＯの材料となるＬ‐アルギニンを含む大豆食品や肉魚類など、Ｌ‐アルギニンを強化するＬ‐シトルリンを含むトウガン、キュウリ、ゴーヤなど、ＮＯを保護する抗酸化物質が豊富なトマト、ピーマン、ブロッコリーなどを積極的に摂り、適度に運動をすること。

もちろん、私がおすすめするのは重炭酸温浴。これらの方法より、はるかに確実にＮＯの産生を高めることができるのです。楽をしてＮＯを増やし、血流が改善すれば言うことはないではありませんか。さらに食事と運動に気をつかえば、鬼に金棒です。

血流の停滞があらゆる病気の原因になるのであれば、血流を改善すればあらゆる健康が手に入る、理屈は単純明快です。

血流が改善すれば不調もサヨナラ

ありとあらゆる生活習慣病の予防・改善

ここからは血流が改善された、あなたの明るい未来です。

血管を若返らせれば、高血圧や動脈硬化の予防・改善につながり、脳血管障害によって起こる「脳卒中」（脳梗塞、脳出血、くも膜下出血など）、心血管障害によって起こる虚血性心疾患（心筋梗塞、狭心症など）のリスクは遠のきます。これらは日本人の死因第4位と第2位の疾患です。

糖尿病と糖尿病予備軍の方は、糖尿病に合併する「糖尿病網膜症」「糖尿病性腎症」「神経障害」などの予防につながることを知ってほしいと思います。

血流と低体温を改善することは、免疫機能の健全化と自律神経のバランスを整えることにもつながります。

血流促進と低体温の解消で、予防・改善が期待できる主な病気

血管疾患	血管性の脳と心臓の病気の原因となる「動脈硬化」、動脈にこぶが生じる「大動脈瘤」など。
心疾患	日本人の死因第2位。心筋へ血液を送る冠動脈の血流が悪化して、心筋が酸素・栄養不足に陥る虚血性疾患である「心筋梗塞」と「狭心症」が大部分を占める。
脳血管疾患	日本人の死因第4位。脳の血管が破裂する「脳出血」、血管が詰まる「脳梗塞」、脳を保護するくも膜の下に出血が起こる「くも膜下出血」などの総称が「脳卒中」。
がん	日本人の死因第1位。がん細胞は低酸素・低温で増殖しやすい。
そのほかの生活習慣病	血液中の血糖が増加して組織を傷害する「糖尿病」、血中のコレステロールや中性脂肪のバランスが崩れる「脂質異常症」など。

精神疾患の「うつ病」やアレルギー疾患「アトピー性皮膚炎」なども

※死因の順位は、厚生労働省「令和元年（2019）人口動態統計月報年計（概数）の概況」による。

ここから期待できるのは、ストレスによって発症リスクが高まり、低温で活性化するがん細胞の増殖抑制、つまり、がんの予防。かかったとしても自然治癒する可能性を高めます。

さらに、世界中を混乱させている新型コロナウイルス感染症をはじめとした感染症の予防につながります。

新型コロナの重症化傾向を思い起こしてください。ウイルスに感染して重症化したり、亡くなったりする方は、単なる高齢者ではありません。高齢者のなかでも糖尿病などの基礎疾患をもち、免疫機能が低下した方たちです。

基礎代謝が上がってメタボ解消

安静時や睡眠時にもエネルギーを生み出し、消費して体の働きを支えているのが「基礎代謝」です。これが低下すると、食事で摂った栄養が効率よく臓器で消費されず、体脂肪として蓄積されやすくなるだけでなく、食事量を制限したとしても脂肪は燃焼されにくくなります。

この状態が進むと、待ち受けているのは皆さんが嫌いな「メタボ」。おなかまわりにたっぷりと内臓脂肪がついた状態です。厳密には、内臓脂肪型肥満に高血糖・高血圧・脂質異常症のうち2つ以上が合併した状態を「メタボリックシンドローム」と呼び、生活習慣病の発症リスクがきわめて高い病態とされています。見た目によろしくないだけでなく、健康のうえでも黄色信号が灯った状態です。

血流の改善は内臓脂肪型肥満解消に役立つことがわかっています。血流がよくなると、体温が上がり、基礎代謝もどんどんよくなるからです。

私たちの調査では、大分県の長湯《ながゆ》温泉で重炭酸温浴を続けた人の「腹囲」と「肥満率」が改善したことがわかっています。

心身を若々しく保つアンチエイジング効果

若さと健康の鍵となるのは「毛細血管」です。

加齢とともに毛細血管が減っていけば、体中の細胞が酸素と栄養不足になってしまうわけですから、女性にとっては大問題の肌や髪の老化につながります。もちろん、問題となるのは美容面だけではありません。全身の臓器――このなかには脳も含まれます――頭と体の若さを保つ鍵が毛細血管なのです。

皮膚の毛細血管を調査したある研究では、60代、70代の人は20代に比べて、毛細血管が4割も減少していました。

ゴースト化した血管をよみがえらせるのは血流の改善であることは前述したとおり。血流が改善されると、健康な毛細血管を再生してくれるのです。

血流改善による老化防止には、もう1つルートがあります。「血流改善」→「体温上昇」→「入眠にいたる身体リズム」→「睡眠の質の向上」→「血管の修復・再生にかかわるホルモンの分泌」です。

結果にいたるまでの過程は複雑ですが、「風が吹けば桶屋がもうかる」というようなこじつけではありません。

まず、血流が改善されれば、体温が上昇します。上がった体温がストンと下がるのが入眠しやすくなる身体リズム。これには体温を上げる入浴が適しています。快い入眠には、1℃近く体温が下がるとよいのですが、低体温の方はこの下げ幅がなかなかとれません。一方、体温が上がりっぱなしでは逆に寝つけませんから、入浴は床につく2時間前くらいが最適。この頃に眠気がやってきます。もちろん、平熱が高ければそれだけで「よし」です。

寝つきがよくなり、睡眠の質が向上すれば、つまり深い眠りにつくことによって、毛細血管の修復・再生に関与する、「成長ホルモン」や「メラトニン」など8種類のホルモンの分泌が促されるというわけです。

最も重要な成長ホルモンは、就寝後3時間ほどの深い睡眠時に多く分泌され、質のよい睡眠にかかわるメラトニンには、老化の大敵である血管の酸化を防ぐ働きもあります。

睡眠の質が改善されれば、疲労回復にもストレスの解消にも効果大であることはいうまでもありません。

便秘や肩こり、熱中症などの不調が消える

血流の悪化が原因の1つとなる「肩こり」や「腰痛」。血流がよくなれば、改善が期待できます。

肩こりは、血流の悪化によって筋肉が酸素不足になり、疲労物質がたまって、さらに血流の悪化を招くという悪循環から起こります。原因不明の腰痛も血流不足による低酸素状態から起こることが多く、その場合、血流の改善によって解消できることがあるのです。

血流改善による不調解消のなかでも意外なところでは、年々発症数が増えている「熱中症」や、慢性の「便秘」。

熱中症対策の基本は、こまめな水分補給ですが、血流がわるいと細胞に水分がいきわたりません。血流改善によって、熱中症に強い体をつくることができるのです。

便秘に血流が関係しているのは、血流の停滞が腸の働きを鈍らせるからです。もちろん、便秘の原因となる食生活の乱れなど、さまざまな原因を取り除くことも必要ですが、血流の改善も便秘解消の鍵となるのです。

更年期障害の不定愁訴も解消

更年期を迎えた女性にとって、不定愁訴（原因となる病気が見つからない、さまざまな不快症状）は悩みの種。

その症状は、全身倦怠感、疲れやすさ、ほてりやのぼせ、発汗、手足の冷え・しびれ、動悸、耳鳴り・めまい、頭痛、憂うつ、イライラなど、人によってさまざま。日によって、あるいは時間帯によって、出たり出なかったりするのが、更年期障害の特徴でもあります。

更年期障害は女性にかぎったものではなく、男性でも起こることがあり、その場合は性機能の低下などもみられます。

更年期障害は、加齢によって性ホルモンが減少したり、バランスが変化したりすることで起こります。ストレスも関連して自律神経が乱れることが直接的な原因、「自律神経失調症」の病態を示すと考えられています。

自律神経失調にも血流と体温の改善は有効。特にリラックス効果の高い入浴によって、副交感神経の働きを高め、自律神経のバランスを整えることができます。

もの忘れや認知症の予防

全身の臓器のなかでも、脳はそのほかの臓器とは比較にならない酸素と栄養（エネルギーとなるブドウ糖）を必要とします。酸素の供給が1分間停止しただけで、脳を構成する神経細胞の多くが死滅するほど。

人間の脳の重さは、成人で体重の２％ほどなのですが、必要とする血液は、心臓が全身に送り出す血液の約20％にもなります。そして、最も血液を必要とするのが、知的活動を司る大脳の「前頭前野」という領域なのです。

加齢による脳の老化を食いとめ、認知症のリスクを低くするためには、まず血流を改善して動脈硬化と毛細血管のゴースト化を防ぐこと、そして、血流を促進するために脳を常に使うことが大切です。

何歳になっても脳と体を若々しく保って、実年齢によらない活動的な生活を続けていただきたい、心からそう思います。

第3章

化学ストレスが体を蝕む

人は自然から遠ざかるほど病気に近づく

私たちが噛みしめるべき、ヒポクラテスの箴言《しんげん》

「人は誰でも100人の名医を体の中にもっている。医者はその手助けにすぎない」

「人は自然から遠ざかるほど病気に近づく」

古代ギリシャの医師で、科学的医学の基礎を築いたことから、「医学の父」「医聖」と呼ばれるヒポクラテスが遺した言葉です。

ここでいう「100人の名医」とは、いわゆる自然治癒力。現在まで発展してきた医療をもってしても、なお根治が困難な多くの生活習慣病によって健康をおびやかされる私たち現代人が、心しておきたい箴言（戒《いまし》めとなる言葉）です。

あらたな感染症の脅威から体を守る免疫機能への注目が高まる昨今、病気を防ぐのも治すのも自分自身であり、健康の基盤を確かなものにすることがなによりも大切で

あることを痛感させてくれます。

「人は自然から遠ざかるほど病気に近づく」ことを理解するためには、ヒポクラテスの考えを知る必要があります。この箴言は健康ＳＤＧｓを理解するためにも重要です。

ヒポクラテスは、それまで呪術でしかなかった医術を、経験にもとづく合理的な体系として発展させました。病気は超自然的な力、すなわち神々による禍《わざわい》や迷信によって起こるものではなく、人間がおかれた環境（自然環境や政治的環境）が健康と病気に影響をおよぼすと考えたのです。

私たちの現代文明は、自然を「支配すべき対象」としてきた西洋文明の考え方によって発展してきました。つまり自然と遠ざかる方向に進んできた面があるのです。

その結果はどうでしょう？　戦前は結核や赤痢、マラリア、ジフテリアといった感染症が主な病気だったのに、化学物質や薬が一般化し普及した戦後は、がんや糖尿病、心筋梗塞など、現代病といわれる生活習慣病が著しく増え、二人に一人はがんになる時代です。ストレスが原因と考えられているうつ病や、アレルギー性のアトピー性皮膚炎、花粉症も増える一方。

さまざまな要因があるなかで、生活習慣が影響しているのは一目瞭然です。

人間は自然の一部です。自然の摂理に沿った生き方をしていれば病気は遠ざかり、それに反すれば病気は深刻化していく……、今こそヒポクラテスの箴言を噛みしめるべき時代といえるのではないでしょうか。それが健康ＳＤＧｓです。

自然のめぐみをバランスよく適度に食べ、自然環境のなかで体を動かして働き、疲れたら体を休める、そんな生活をしていれば、食べすぎて肥満することも、運動不足になることも、ストレスをため込むこともなく、生活習慣病と無縁の人生を送ることができるのでしょう。

しかし現代では、それはむしろ贅沢な生活。であれば、身のまわりの生活習慣のなかでなにがストレスの原因になり、自然ではないものなのかを正確に分析し、それを排除し、病気やストレスに強い健康体をつくるのが早道なのではないでしょうか。

ヒポクラテスは４つの体液で人間の体が成立していると考えました。血液を基本とした「四体液説《よんたいえきせつ》」です。健康な状態では４つの体液がバランスを保ち、そのバランスが崩れた状態が病気。

興味深いのは、「体は体液の乱れを正常にしようとする。それは内なる熱の働きである」と言っていることです。血流と体温の関係のようだと思いませんか？　そして、病気の原因となるのは、「食事」「大気の乱れ」、生活習慣と環境と考えたわけです。

これを現代に置き換えてみましょう。

自然の摂理に沿わない生活習慣、たとえば過食や偏食、運動不足、睡眠不足、不規則な生活などがあります。そして、薬の常用、体を守る常在菌をも塩素で排除する水道水、肌バリアを破壊する化学合成物質の入った石けんやシャンプーなど、社会環境・生活環境に蔓延する化学ストレスなど。これらが原因となって、自律神経のバランスが崩れ、血管が収縮し続け、血流が停滞、低体温につながる……これが長期化・慢性化して、さまざまな不調となり、やがて臓器が破壊され生活習慣病が難病化する……。

人類は何万年も人工的な化学物質とは無縁に生きてきました。戦後も家庭にはほとんど化学は普及していなかったのです。このたった60年のことなのです。

人間を自然から遠ざける化学物質

この60年で人間は自然から遠ざかってしまいました。

だからといって、現在の生活スタイルを根底から覆し自然に回帰することなど、そう簡単にはできません。ヒポクラテスが説いた自然治癒力＝免疫機能を高めるためには、別のアプローチが必要です。私が注目したのは、血流と体温の改善。それを大きく阻むのが石けん、シャンプーを使う入浴習慣です。

現代社会の精神的ストレスは、明治から戦前の田舎の苦難の生活に比べれば、そう大きなものではないはずです。死ぬほどの苦難やストレスは一般的ではなく、多くの病気の原因になるほど誰もが受けるものではありません。むしろ、私が問題だと考えるのは、普段あまり意識されないサイレントストレスである化学ストレスによるストレスホルモン「コルチゾール」などの過剰分泌です。

私たちの身のまわりには、あらゆるところに人工的な化学物質があります。建材に使用され、食品に添加され、石けんやシャンプーにも使われています。けれども、少量で非習慣的であれば、むしろよい刺激になる場合もあります。体には腎臓や肝臓などの解毒機能が備わっているからです。

農薬も食品添加物も、大きな蓄積性はなく、解毒可能な摂取量なら問題はないとされています。健康への大きな影響はなく、長期的な被害はゼロではありませんが、大きな危険はないように思います。微量で蓄積性がなければ体内解毒が可能なのです。

人間を自然から大きく遠ざけてしまう化学ストレスの要因となったもの、それは健康診断システムと、国民皆保険制度による後期高齢者の診療や薬の1割負担ではないでしょうか。習慣的な大量服薬による体内への薬品残留を招く仕組みです。

もう1つが化学合成洗剤の石けんやシャンプーによる肌バリアの破壊、水道水中の残留塩素や、石けんやシャンプーに含まれる化学物質の経皮吸収です。石油系化学合成物質は、皮下脂肪に溶けやすく蓄積しやすいうえ、血流にのって解毒を担う臓器に運ばれにくいため、体内に残留して解毒できない化学ストレスとなるのです。

化学物質はアレルギーの原因？

日本社会は、過去に起きた公害問題、発がん性のある食品保存料、ゴミ焼却の際に発生するダイオキシンなどの問題をクリアしてきました。

汚染物質の排出を抑える技術の開発と運用、食品保存技術の改良、ダイオキシンが発生しない燃焼温度の高い焼却炉の普及など、国の機関、産業界、研究者の努力と社会的コストなしには、なしえなかったことです。

建築用接着剤などに含まれ、化学物質アレルギーの1つである「シックハウス症候群」の原因となるとして問題になったホルムアルデヒドの使用も、いまでは厳しく規制されています。また同じく建築材料のアスベストも国家補償の裁判がはじまり、解決の見通しもついてきました。

「では、問題ないのでは？」

「新型コロナウイルス感染症の流行で、殺菌抗菌は常識となっているし、これも清潔のためには問題はないだろう」

皆さんそう思われるでしょう。日本社会は有害化学物質をコントロールすることにも細菌やウイルスの制御にも成功した、そう思いたいところです。

ところが、化学物質が発症原因の1つと考えられているアレルギー疾患は、減るどころか年々増え続けています。これが花粉症だけなら、主な原因となるスギが戦後さかんに植えられ、生長して花粉を飛ばすようになったからと納得することもできますが、増えているのは花粉症だけではありません。

花粉症の要因の1つとなる大気汚染物質も化学物質ですが、高度経済成長期よりも自動車の排ガスはきれいになって大気汚染は減っているのですから、アレルギー性疾

増え続けるアレルギー疾患

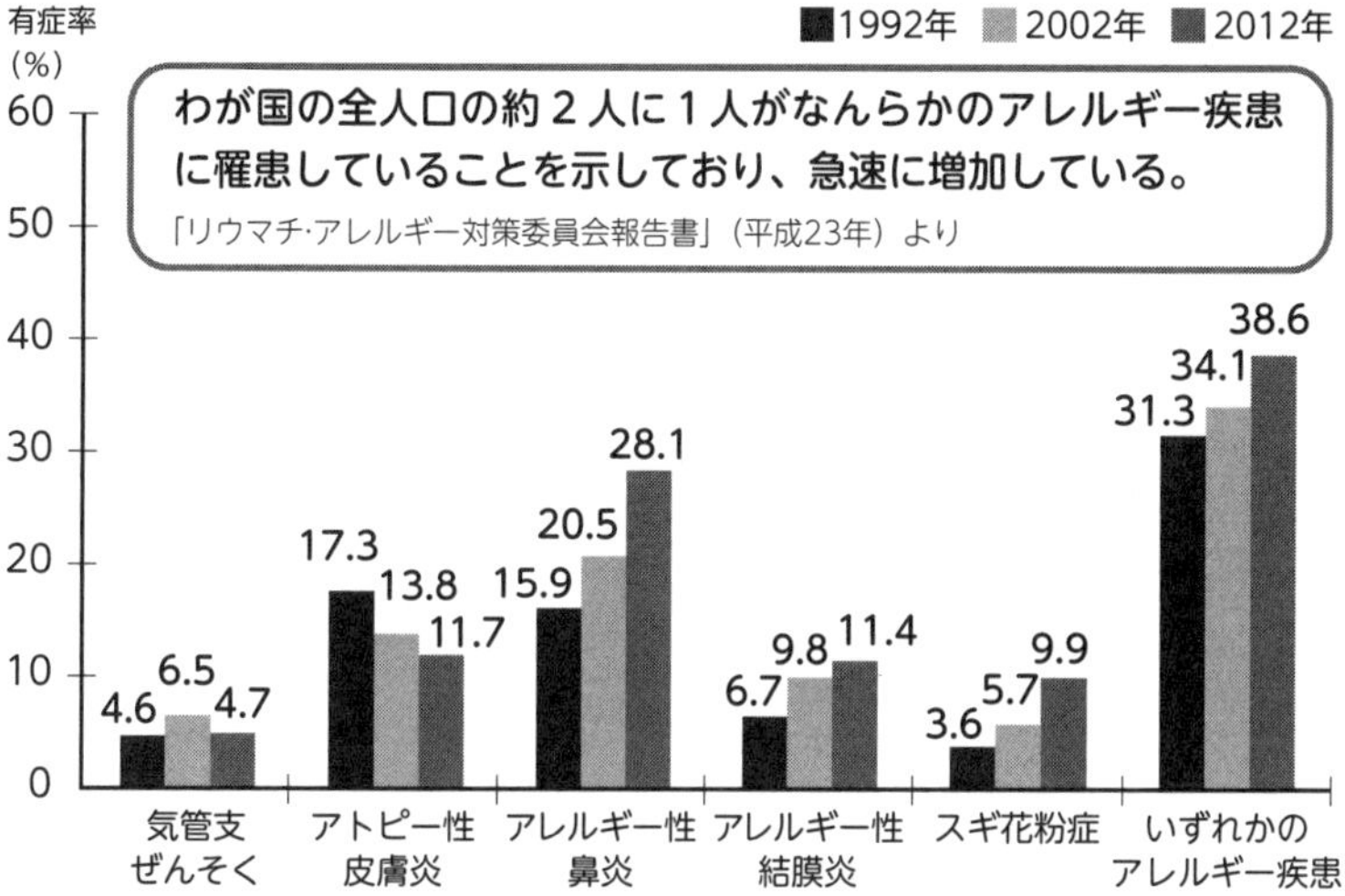

日本小児アレルギー学会「西日本小学児童におけるアレルギー疾患有症率調査」より作成

患が増える理由とは考えにくいところです。

よくいわれている、食の欧米化が一因かもしれません。たしかに、日本人の食事の内容は、大きく変わりました。魚より肉を好むようになり、日本人が伝統的に食べてきた根菜や海藻は敬遠されがちです。

それもあるでしょう。

けれども、私は石けんやシャンプーの高性能化が、低体温やアレルギーが増えた原因でもあると考えています。その理由を詳しく説明する前に、近年、欧米で起こったことを紹介しましょう。

ＥＵとアメリカが販売禁止にした抗菌成分

2015年6月、ＥＵ（ヨーロッパ連合）の専門機関であるＥＣＨＡ（ヨーロッパ化学機関）は、「トリクロサン」という化学物質を含む衛生用品（抗菌石けんやシャンプー、抗菌洗剤など）の販売を禁止する決定を下しました。

この物質の安全性はそれ以前から懸念されていて、調査・研究の結果、トリクロサンの抗菌効果は通常の石けんと変わらないうえ、体内に吸収される量が安全基準を超えると判断したからです。

ＥＵでの研究結果を受けて、アメリカでも動きがありました。ＦＤＡ（食品医薬品局）がメーカーに対して、19種類の成分の安全性と抗菌効果の有効性を立証するデータの提供を義務づけ、その結果が納得のいくものではないと判断したのです。

2016年9月、ＦＤＡは特定の成分を含む抗菌石けんや抗菌洗剤の一般販売を全米で禁じることを発表しました。

アメリカで販売が禁じられたのは、トリクロサンをはじめとした19種類の化学物質が成分となっている抗菌石けんや抗菌洗剤。19種類の化学物質のなかには、トリクロサンと化学構造が類似したトリクロカルバンという物質も含まれています。

同年の9月下旬、日本の厚生労働省も、19種類の化学物質を含む薬用液体石けんなどの家庭用品約800品目について、1年以内にほかの成分に切り替えるように日本化粧品工業連合会と日本石鹸洗剤工業会に通達を出しました。異例ともいえる素早い対応です。しかし、厚労省の通達は薬用石けんに限定されたもので、汗ふきシート、歯磨き粉、化粧水、シャンプーなどの日用品は対象外なのです。また、トリクロサンに代わって使われだした塩化ベンザルコニウムの安全性を疑問視する声もあります。

トリクロサンとトリクロカルバンについて、大まかに説明しましょう。

この2つの化学物質は「抗菌作用」が高いとされ、40年ほど前から、石けん、ボディソープ、シャンプー、歯磨き粉、化粧品、家庭用洗剤など、あらゆる家庭用品に使われるようになりました。抗菌作用とは細菌の繁殖を抑える作用で、細菌を殺す殺菌作用ではありません。

これが石けんやシャンプーをはじめとした家庭用品の高性能化です。

有効性と安全性の両面から、この成分を問題と考える声がなかったわけではないのですが、結局40年という長期にわたって使用されてきました。

殺菌剤など19種類の成分を配合した製品の販売を禁止したＦＤＡの幹部は、次のように言っています。

「抗菌成分を含む石けんが、一般的な石けんよりも感染予防にすぐれているという科学的証拠はない」

「特にトリクロサロンは効果が疑わしいだけでなく、抗菌成分を長期間にわたり使い続けることで、健康への悪影響をおよぼす可能性があるとするデータがある」

薬剤に強い耐性菌を生み出す危険性、甲状腺のホルモン分泌を撹乱する作用、免疫細胞の多くが存在する腸内細菌叢《そう》を変化させる作用が指摘されています。

近年、欧米では合成化学物質を使用していない、自然由来成分を使ったオーガニックな家庭用品が主流となりつつあり、ＥＣＨＡやＦＤＡの決定を受けて、この傾向はより強くなっています。

化学物質すべてが悪ではない

合成化学物質を開発した人たちは、「役に立とう」と考えて日夜研究したはずです。

化学研究者である私にはその方たちの努力が理解できます。毒性のある物質で、製品を買う方々の健康が害されるなどと思うはずはありません。「よかれ」と思ってやったことが、結果として裏目に出たわけです。

これはトリクロサンにかぎったことではありません。

すぐ傷んで食べられなくなる食品の日もちをよくするために食品保存料が、感染症の危険を少しでも小さくするために抗菌剤や殺菌剤が開発され、私たちはそれを享受してきました。「便利」で「衛生的」な方向に世界は歩んできたのです。

けれども、それを見直すべき時代になってきた、私はそう考えます。健康ＳＤＧｓです。便利さや衛生的な環境、そして経済効率を追い求めるあまり、私たち人間は自然から遠ざかっていないでしょうか？

現代的な環境で育った人々は、豊かな自然環境のなかにいても、汚れることをいやがります。細菌による感染症をおそれ、一日に何度も抗菌石けんで手を洗う習慣が健康を害することにつながるとは思いません。

トリクロサンは、こうした過度な衛生指向の産物です。化学物質を使わなくても、普通の石けんと水で、私たちは衛生を維持することができます。

水が使えないときの代替手段がエタノール（エチルアルコール）消毒液。それすらも、手の常在菌を排除してしまう可能性は否定できません。

人間の体には、細胞の数より多い40兆個とも100兆個ともいわれる細菌が共生して健康を保っていますから、常在菌を排除してしまう過剰な手洗い、洗顔、体の洗浄、シャンプーは、健康の基盤を壊す行為といえるのです。

だからといって、すべての化学物質を悪魔化して排除したほうがよいと主張しているわけではありません。便利で役に立つことだけに注目するのではなく、健康を守るという視点をもちたいと考えるのです。

シャンプーを使わない「ノー・プー」ブーム

「ノー・プー」が話題になっています。

はじめてこの言葉を聞いたときは、思わずディズニーのクマのキャラクターを連想してしまいましたが、シャンプーを使わない洗髪スタイルのこと。ノー・シャンプーを略してノー・プー（NO－POO）です。お湯だけで洗うことから、日本では「湯シャン」とも呼ばれています。

このブームが起こったのはアメリカ。2010年頃のことのようです。最先端の美容情報に敏感なハリウッドセレブやモデルがいち早く実践して発信したのをきっかけに、一気に広まったといわれています。

アメリカの情報サイトなどが発信しているノー・プーのメリットは、高額なシャンプーやヘアコンディショナーがいらないこと（それはそうです）。注目すべきは、シャンプーに含まれる化学物質が頭皮や髪のバリアを破壊し乾燥させること、健康に害をおよぼす恐れがあることです。

このブームが起こった2010年頃には、まだ、前述したトリクロサンなどの化学物質がシャンプーに配合されていましたから、その安全性に疑問を抱いた人たちがはじめたものかもしれません。

いずれにしても、このブームはまだ続いていて、日本でも実践する人が増えていることをみれば、髪と頭皮の健康に一定の効果があると理解してよいと思います。

ふり返ってみれば、日本人がシャンプーを使いはじめたのは、せいぜい1960年代。それ以前は石けん。私も石けんで頭を洗っていたものです。

毎日のシャンプーが習慣になったのは1990年代だという指摘もあります。むしろ、シャンプーやリンスで毎日洗髪するようになったいま、頭皮のトラブルや薄毛に悩む人、特に男性に増えているのは、シャンプーという洗浄剤が人体にとって化学ストレスとなっていることを示唆しているといえます。

作家の五木寛之《いつきひろゆき》さんがほとんど髪を洗わないのにフサフサというのは有名。美容形成外科医の宇津木龍一《うつぎりゅういち》さんはノー・プーを継続して実践し、薄毛がストップしただけでなく、髪が増えてきたという体験談も出版されています。

頭皮も含めた健康な皮膚のターンオーバーの目安は約28日で、古い角質や皮脂は自然とはがれ落ちます。水やお湯で丁寧に流すだけで、頭皮や髪はきれいになるのです。むしろ、シャンプーで皮脂分を除去しすぎることが頭皮の健康を損なうと指摘している皮膚科のお医者さんもたくさんいます。

もちろん、これがすべての人に当てはまるとはかぎりません。皮脂の多い方には、ノー・プーはなじまないかもしれません。

また、ストレスや食生活、睡眠不足などの生活習慣も薄毛の要因となりますし、遺伝的要素の大きいＡＧＡ（男性型脱毛症）の進行を止めることができるのは薬だけです。

使うならオーガニックシャンプーを

じつは安全性に疑問が残る化学物質は、トリクロサンをはじめとした19種類だけではありません。

シャンプーや石けん、歯磨き粉、家庭用洗剤などに幅広く使われている「ラウリル硫酸ナトリウム」は、本来「細胞毒性」（細胞に直接害を与える性質）のある化学物質です。同じような成分に、より刺激が少なくなるように改良された「ラウレス硫酸ナトリウム」があります。

この成分は水分と油分をなじみやすくし、汚れを泡立てて落とす「界面活性剤」として、1930年代からシャンプーなどに使われてきました。

現在も使われているのは、配合されているのが微量であり、正しい用法を守れば人体にはほとんど影響がないとされているからなのですが、体質によって影響が出ないとはいえません。

1991年にデンマークで行われた研究では、70名の健康な被験者にこの成分を接触させることで肌の保湿維持機能の低下がみられたと報告されています。

1994年のオレゴン・ヘルスサイエンス・ユニバーシティの調査では、肌の弱い方や疾患のある方への炎症促進がみられたことがわかっています。

ごく最近の2019年、北欧各国の歯科学校が合同で行った研究においては、ラウリル硫酸ナトリウム入りの歯磨き粉による、あごの上皮細胞の変形・変性などの可能性があることが示されています。

これらは短期間の直接的な健康被害に関する研究結果です。

では、これが長期間にわたったらどうなるでしょう。私が危惧するのは、化学物質の長期刺激による交感神経の優位と、それに伴う血流低下、そして低体温です。

この因果関係についてもぜひ研究してほしいと思うのですが、それはあまり期待できません。西洋医学は異常を見つけ、病気を治す、あるいは症状を抑えることを目的として発展した医学体系。東洋医学的な「未病」という概念はありません。つまり、未病である低体温を問題視することはあまり考えられないわけです。

ここまで述べてきたことを考えあわせると美容面だけでなく、体全体の健康を考えるうえでも、バリアを破壊し経皮吸収される化学洗浄剤は避けたいところ。

シャンプーを使うなら、自然由来成分主体のオーガニックシャンプーを、できれば自然洗浄力の高い重曹とクエン酸の重炭酸入浴剤だけで洗髪・入浴されることをおすすめします。重曹やクエン酸は古くからの良好な洗浄剤です。

普段は重炭酸入浴剤を含むお湯だけで髪と頭皮と体を洗い、頭皮の汚れが特に気になるときにだけ、オーガニックシャンプーや固形石けんを使うのが賢い選択かもしれません。

日本の水道水は安全?

愉快ではない話を続けなければなりません。水道水に残留する塩素のことです。

まず、取水地から家庭の給水栓にいたるプロセスを見てみましょう。

水源である川や湖の水は、浄水場に送られ何段階かの処理を経て、含まれている砂や土、小さな汚れが取り除かれます。さらに水の中に存在する細菌などを除去するために塩素で消毒されて、有害な細菌が入り込まないように水道管を通って各家庭に送られます。家庭へと運ばれた水道水の中には、塩素が残ったままになっています。これが残留塩素です。

残留塩素濃度基準の各国比較

各国の濃度基準

日本	**0.1mg/L以上**	オランダ	0.2mg/L以下
アメリカ	0.5mg/L以下	スイス	0.1mg/L以下
ドイツ	0.05mg/L以下	ベルギー	0.25mg/L以下
フランス	0.1mg/L以下	EU	安全に支障のないこと

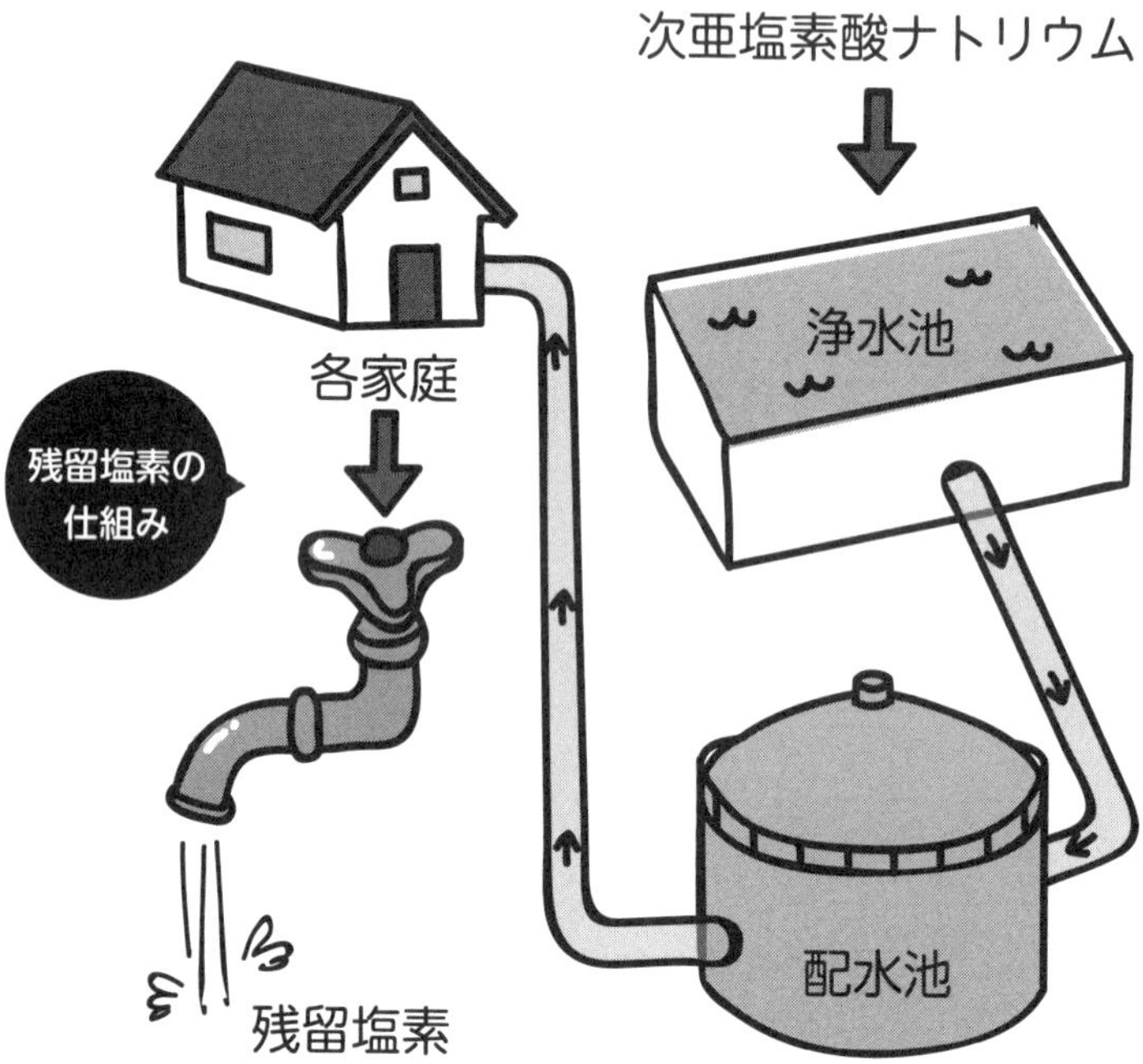

各国の残留塩素濃度基準は、東京大学工学部都市工学科の調査（1991年）による

塩素消毒は「水道法」という法律で定められていて、日本では「給水栓における水が、遊離残留塩素を0・1㎎／L（結合残留塩素の場合は0・4㎎／L）以上保持するように塩素消毒をすること」が求められています。

「遊離残留塩素」は殺菌のために投入された塩素そのもの、「結合残留塩素」はアンモニアなどと結合したものです。残留塩素とはこの両方をあわせたものをいいます。

誰もが安全に水道水を利用するために、塩素消毒は必要な措置なのですが、水道法は敗戦後の日本を占領下においたGHQ（連合国軍最高司令官総司令部）から出された指令の影響で制定されたもので、もともとは荒廃して衛生環境が劣悪化した日本における伝染病防止策だったのです。現在の日本でこの基準が運用されるのは、適切なのでしょうか。

諸外国の残留塩素濃度の基準をみると、ドイツでは0・05㎎／L以下、フランスやスイスでは0・1㎎／L以下、アメリカでは0・5㎎／L以下（東京大学工学部都市工学科による調査結果）。日本では法律で上限を定めていないのに対して、これらの国では下限なし。近年、塩素消毒を行わない国が増えています。

実際、日本の水道水はどうなのでしょうか。公表されている2018年の給水栓に

主な都市の残留塩素濃度（最高値）

「水道統計2018年」（公益社団法人日本水道協会）水道水質データベースによる

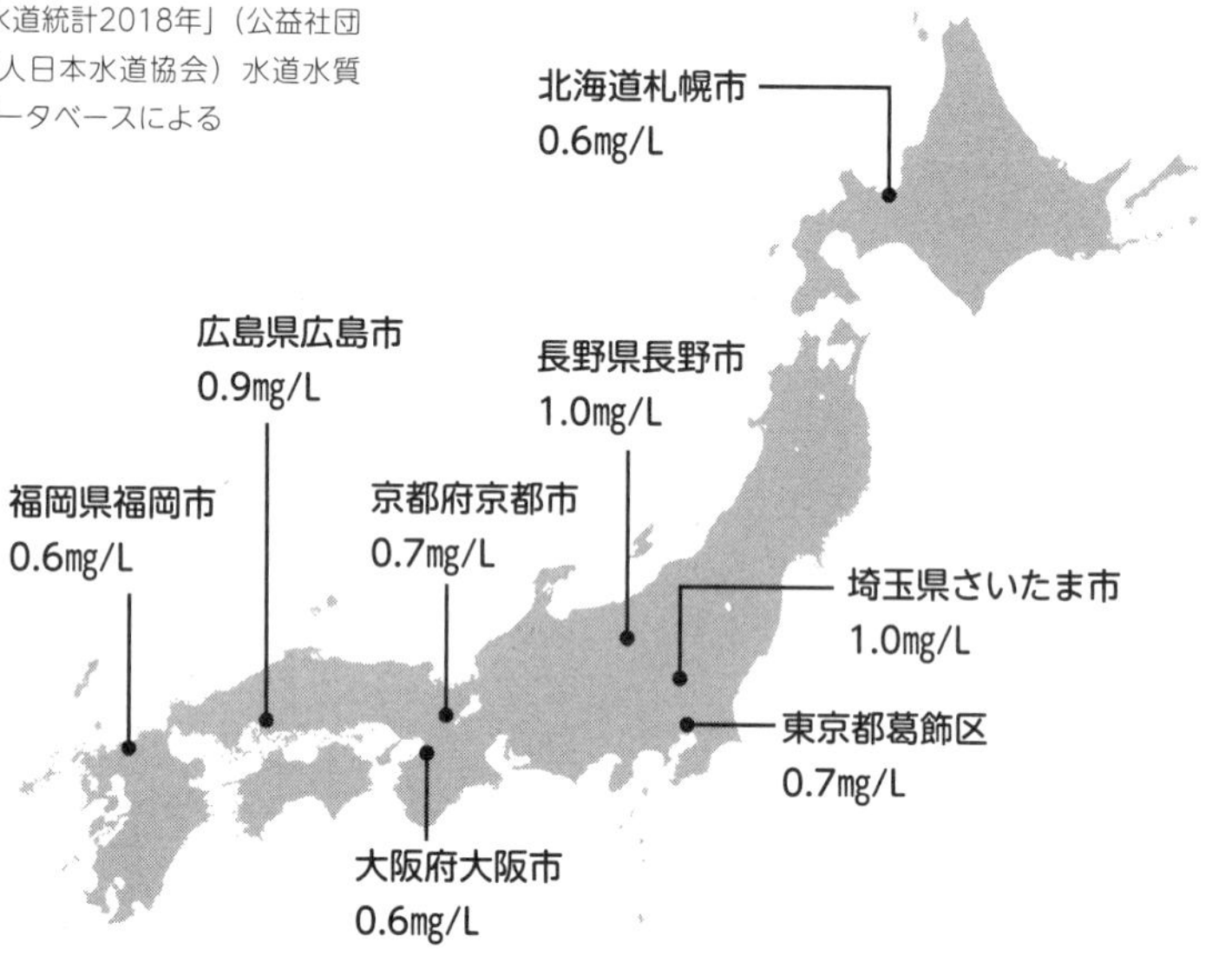

おける残留塩素濃度を調べてみました。上図の数値はいずれも各自治体に複数ある浄水場から引かれた給水栓における残留塩素濃度の最高値です。

こうして見ると、0・6～1・0mg／Lで世界基準の最大10倍となっています。

取水地の水質や季節、水道設備などによって、残留塩素の濃度は変動します。水質がよくないところや、細菌の繁殖しやすい夏季には、塩素の投入を増やすため濃度が高くなり、集合住宅の受水槽などでは塩素が消失しやすいため、逆に濃度が低くなる傾向があるようです。

日本の都市の残留塩素の数値を見るかぎり、欧米に比べて残留塩素の濃度が約10倍になっているのは間違いありません。ヨーロッパでは湧き水や地下水から取水していることが多く、水質がよいため塩素消毒の必要性が低いといわれていますから、それらに比べて濃度が高いのはやむをえないものの、健康面に対する影響を懸念する声は広く見られます。

残留塩素は腸や皮膚に負担をかける

ＷＨＯ（世界保健機関）が目安とする残留塩素濃度は5㎎／L。この数値は生涯にわたって「水を飲んでも人の健康に影響が生じない濃度」です。日本の水道水に残留する塩素濃度がこの数値をはるかに下回ることから、まったく安全性を気にかけるレベルではないといわれています。

バリアの役割を果たしている皮膚に対する負担はどうなのでしょうか。

水泳の国際大会ではプールの殺菌に、塩素ではなくオゾンが使われます。「選手の健康を守るため」「パフォーマンスの低下を防ぐため」というのがその理由。通常、プールの殺菌に使われる塩素の濃度は、0・4〜1・0㎎／L（遊離残留塩素濃度・保健所規定）で水道水の残留塩素濃度と同等なのです。

また、「ハワイに移住したら、アトピー性皮膚炎が治った」という声を聞きます。残留塩素を中和する重炭酸温浴を一年続けて、アトピー性皮膚炎が改善したという方も数多くいます。

この理由を示唆する論文があります。皮膚科医師の関太輔《せきたいすけ》氏らの研究グループが、アトピー性皮膚炎患者の皮膚角質層に対する残留塩素の影響を調べた臨床研究です。

関医師らは、遊離残留塩素濃度1・0および2・0㎎／Lの温水に10分間つかった角質層は、ごくわずかな濃度の残留塩素を含む水につかったあとの状態よりも、残留塩素の影響が大幅に低かったと報告し、アトピー性皮膚炎の一部の患者は、公共のプールなどでの頻繁な水泳や入浴によって、皮膚の乾燥や炎症悪化を招くと結論づけています。

アトピー性皮膚炎は、原因が完全に解明されているわけでありません。残留塩素だけを悪者にするのは乱暴でしょう。

アトピー性皮膚炎の悪循環

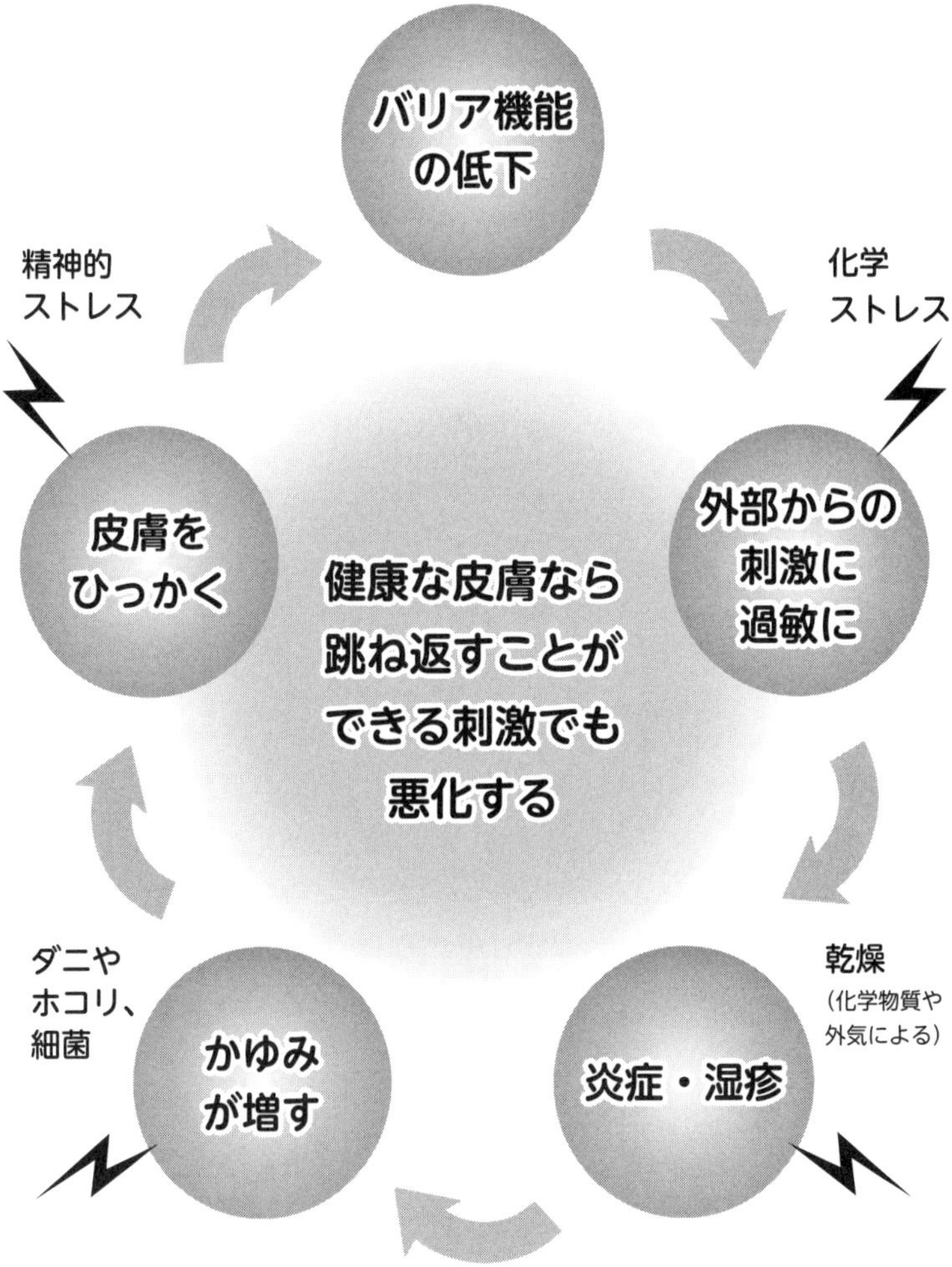

けれども、冷え性の論文が日本にしかないというのは偶然でしょうか。他国に比べて、睡眠時間も日本人はきわめて短いのです。

残留塩素は水の中の有機質と化学反応を起こし、発がん性物質「トリハロメタン」を発生させることもよく知られています。

残留塩素以上にトリハロメタン濃度は厳格に管理されているから、健康面への影響を心配することはない……これが一般的にいわれることです。

たしかに直接がんに結びつく可能性は、低いかもしれません。

一方、花粉症やアトピー性皮膚炎、ぜんそくなどのアレルギー疾患が日本で増えはじめたのは戦後のことです。水道水の塩素消毒が本格的にはじまった時期と符合するのも、果たして偶然なのでしょうか。

皮膚は無敵のバリアではない

健康は体全体で考えるべき

「微量だから心配はない」

「重大な障害にはつながらない」

化学物質のリスクを否定するこのような主張は、あくまでも化学物質が病気や障害に直接つながるかどうかという視点に立ったものです。

私にはこの見方がとても近視眼的に思えます。私たちの健康を体全体からみれば、化学物質は自律神経のバランスを乱す化学ストレスであり、腸や皮膚への負担となるとともに、万病のもとである血流停滞と低体温を招く要因となりえます。

そして、免疫＝自然治癒力の低下が、不調から病気にいたる悪循環を断ち切ることを難しくするのです。

皮膚のバリア機能を損なう化学物質

私たちの皮膚は有害な物質を防ぐバリア機能をもっています。その機能を担うのは皮膚のいちばん外側で外界と接する表皮の「角質層」。表面の皮脂膜には常在菌が共生していて弱酸性に保たれています。ウイルスや細菌などの有害物質を跳ね返す防壁です。

たとえ皮脂膜を突破されても、角質細胞の間にすき間なく存在する「セラミド」（細胞間脂質）がさらなる侵入や、化学物質などの浸透を阻みます。

とはいえ、皮膚は無敵のバリアではありません。人間の体の一部なのですから体調によってコンディションは左右されますし、絶え間なく外界から刺激を受ければ、角質層の構造が破壊されてバリア機能も損なわれてしまいます。

わかりやすい例が「ドライスキン」、乾燥肌です。

外気が乾燥すれば皮膚も乾燥しますが、健康な皮膚なら皮脂膜とセラミドが水分をしっかり保ちます。ところが、皮膚のトラブルや加齢によってセラミドが不足すると、角質層で水分が保持できないドライスキンとなるのです。

ドライスキンになりやすい体の部位

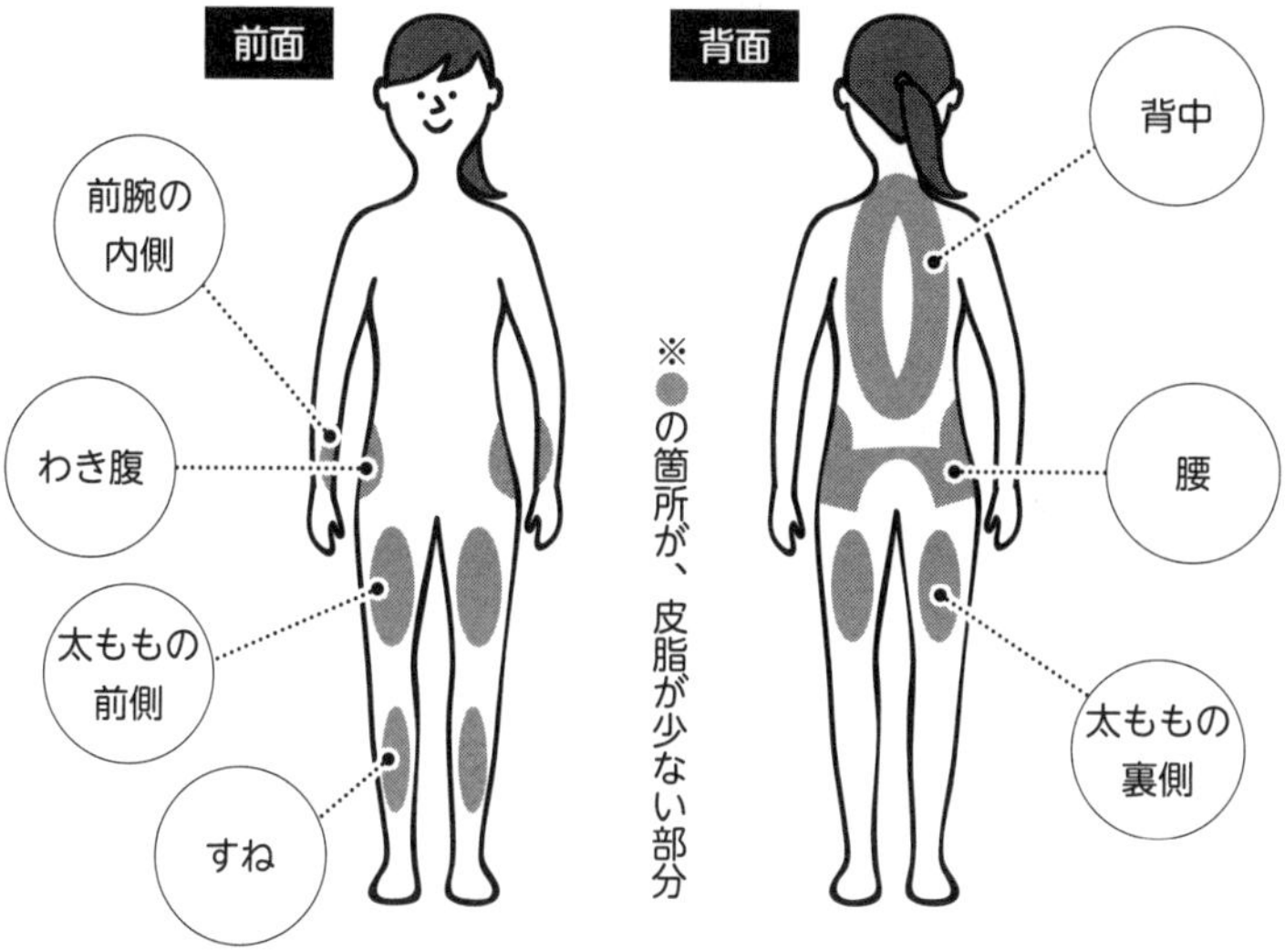

こうなると、外界からの刺激に敏感になるため、かゆみを感じやすくなり、肌をかいて炎症を起こして、さらに状態を悪化させるという悪循環に陥ります。

さて、ここで思い出していただきたいのが、皮膚を乾燥させる水道水の残留塩素や、常在菌と皮脂膜を洗い流してしまう石けん、シャンプーなど洗浄剤を使った入浴や手洗いです。皮膚が健康な方なら問題は小さいかもしれません。けれども、アトピー性皮膚炎などの皮膚疾患に悩む方や、加齢によってセラミドが減少した高齢者はどうでしょう？

乾燥ぎみの皮膚を一気にドライスキンへと向かわせ、皮膚のバリア機能が破壊されることになるのです。

皮膚から体に侵入する化学物質

ドライスキンによる皮膚のバリア機能の低下は、皮膚にトラブルのある方や高齢者だけでなく、誰にでも起こりうること。洗浄機能の強い化学合成物質を使った石けんやシャンプー、家庭用洗剤を常時使用していて、過度な清潔志向の方は、特に注意が必要です。

皮膚が健康であっても接触する頻度が高ければ、化学物質は皮膚から少しずつ吸収され皮下脂肪に蓄積します。

この作用を「経皮吸収」と呼び、その影響を「経皮吸収毒」といいます。

ニコチンパッチや湿布薬などの成分が皮膚から吸収され、急速に皮下に浸透してその効果を発揮するのは、皮膚は良好な吸収器官であり、かつそれらには皮膚のバリアを壊す「経皮吸収促進剤」などが用いられているからです。

化学物質による乾燥は、バリア機能の低下を招く

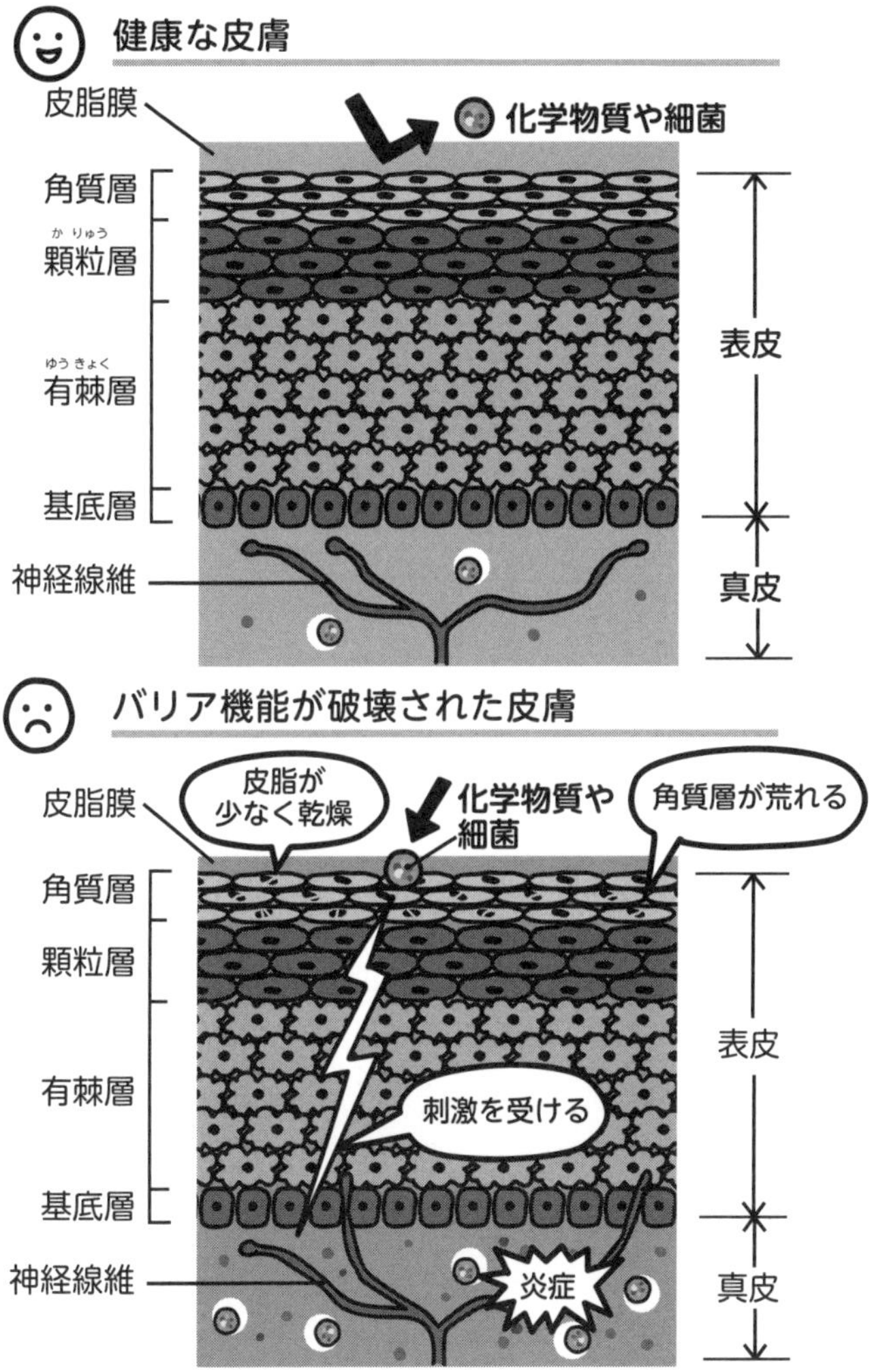

アトピー性皮膚炎を発症した皮膚の場合は、乾燥によってバリア機能が低下。細菌や化学物質の刺激で炎症を起こし、かゆみや痛みを生じる。

洗浄剤によって皮脂膜が洗い流され、皮膚の常在菌を失った皮膚は乾燥しがちになり、モルタルセメントがなくなって石垣の石だけが残った状態になります。バリア機能が破壊された状態です。化学物質はなんなく皮下脂肪に経皮吸収されます。

体内に浸透した化学物質は、分解・排出されにくいためストレスとなります。ストレスを感じた脳は、対抗するために副腎皮質からストレスホルモンの「コルチゾール」「アドレナリン」を分泌させます。

これが一時的なものなら問題はありません。ところが毎日のことになれば、交感神経は常に優位となって自律神経のバランスを崩し、分泌され続けるストレスホルモンが体温を下げるとともに、自らの体を傷つける刃となってしまうのです。

これが石けんやシャンプーによる、サイレント化学ストレスの正体です。

常に交感神経が優位になった状態では、血流停滞が慢性化します。毛細血管はどんどんゴースト化し、血管障害を起こしやすくなって、さまざまな生活習慣病を招くリスクが高まることは前述したとおり。低体温が常態化し、基礎代謝や免疫機能の低下も避けられません。

私が重炭酸温浴を提唱し普及を促進するのは、高い健康効果によって国民の健康を守り、80歳定年制を実現して、医療費や介護費、年金などの社会保障費の大幅削減を実現し、国家財政の再建を願うゆえです。

重炭酸温浴剤の開発にあたって、古くから知られる最高の洗浄剤でもある重曹とクエン酸という自然素材を用い、水道水中の塩素を中和して無害化できる機能をもたせたのは、このような化学ストレスを断ち切るためです。重炭酸温浴だけで体も皮膚も髪もきれいに洗うことができて、気になるにおいを落とすこともできるのです。

入浴の際には、石油系の化学合成物質を含む石けんやシャンプーは一切使わず、どうしても石けんやシャンプーを使いたい場合は、無害なオーガニック製品を選んで1週間に一度くらいご使用いただき、入浴してほしいと思います。

明らかにされた有害化学物質の悪影響

界面活性剤や抗菌剤だけでなく、化学合成物質を入浴時に避けていただきたい理由は、皮膚は毛細血管と直結する吸収器官でもあるから。一畳分もある大面積の皮膚が入浴時はすべて露出するわけですから、少しでも危険なものは避けねばなりません。

化学物質が経皮吸収されることは、アメリカのＦＤＡ（食品医薬品局）が販売を全面的に禁じた石けんやシャンプーなどに含まれていたトリクロサンなど、19種の化学物質の安全性を調査したミシガン大学の研究報告などで明らかになっています。

ミシガン大学の調査では、調査対象となった90人中37人（41％）の尿・血液・鼻水・母乳などからトリクロサンが検出されました。これはトリクロサンが経皮吸収されるだけでなく、体内で分解されにくいことを示しています。

通常、体内に取り込まれた有害物質は肝臓で分解され、尿や胆汁に排出されるのですが、肝臓の解毒作用が追いつかないときや、分解されにくい物質は体内に滞留したあと、そのまま排出されるのです。その間ずっと体にはストレスを与え続けます。

２０１９年5月、日本でも化学物質の安全性を問う画期的な研究報告がなされています。

複数の研究機関による、アレルギー疾患に対するパラベンとトリクロサンの影響に関する、たいへん大規模な疫学研究です（研究機関：金沢大学、国立研究開発法人国立成育医療研究センター、株式会社新日本科学薬物代謝分析センター、松本大学、研究協力機関：相模原病院）。

調査対象となったのは、アトピー性皮膚炎、食物アレルギー、気管支ぜんそく、アレルギー性鼻炎、アレルギー性結膜炎をもつ乳幼児２３６人、石川県志賀町の40歳以上の全住民２８０１人、国立成育医療研究センターのアレルギー科に通院中で、右記のアレルギー疾患をもつ患者さんとその家族ほか２４０人。

トリクロサンについては前述しましたので、ここでは「パラベン」にしぼって説明しましょう。パラベンとは家庭用日用品や医薬品などに防腐剤として広く使われている化学物質。主に細菌の繁殖を抑える目的で、石けん、シャンプー、化粧品、保湿剤などに配合されていて、日用品の成分表示欄には、「パラオキシ安《あん》息《そく》香《こう》酸《さん》エステル」などの名称で記載されていることもあります。

この研究の目的は、パラベンやトリクロサンなどの化学物質との接触が、アレルギー疾患の発症や悪化に関連する可能性があるかどうかを明らかにすること。

そして、やはり化学物質がアレルギー疾患の要因となっていることが明らかになったのです。以下は研究報告からの引用です。

「石けん、シャンプー、化粧品、保湿剤（外用剤）などの化学物質を含有する日常品に含まれるパラベン類の曝露とアレルギー症との因果関係はほぼ確立された」

引用文中の「曝露」とは、汚染物質などに接触することです。
この研究報告は、さらに重要なことを指摘しています（著者要約）。
①パラベンや殺菌剤、化学物質を含む石けん、シャンプー、化粧品、保湿剤（外用剤）などを使用する際は、頻度をできるだけ少なくすることによってアレルギー疾患発症を抑制する必要がある。
②乳幼児では、パラベン類などの使用を最小限に留める必要がある。
③2016年9月以降、トリクロサン含有商品の販売が差し控えられたにもかかわらず、トリクロサンを含む薬用石けんなどが使用されていた。トリクロサンは明らかにアレルギーを引き起こすことから、その使用を控えることが必要である。
研究報告は、皮膚のバリア機能が弱く、経皮吸収率が高い乳幼児へのパラベン類の使用に警鐘を鳴らしていますが、皮膚バリア機能が衰えた高齢者も同様と考えてよいと思います。

この研究はパラベン類とアレルギー疾患の関係を示したものとしては世界初、非常に意義の高いものです。私たちが考えるべきことは、このような化学物質の危険性を知って、自分の健康は自分で守るという意識をもつことではないでしょうか。

薬漬けの国

薬を使わない医療を尊重する欧米

ここで視点を変えて、医療に使われる薬剤の常用が引き起こす問題について、考えてみたいと思います。

薬は緊急時、命を救う大切なものであることに疑いはなく、医学の進歩で多くの方が救われてきました。薬の大切さは十分理解したうえで、現在の医療が世界的に薬を使わない方向に向かっていることに注目してみましょう。

アメリカのクリフトン・K・ミーダー医学博士が綴った『ドクターズルール425』や、テキサス大学のハワード・ブロディ教授の提唱に応じた米国内科専門医認定機構（ABIM）が展開するキャンペーン「チュージングワイズリー（賢い選択）」は、多剤併用の弊害を問題視し、できるだけ薬を処方しないことを推奨しています。

また、症状もないのに血圧や血糖、コレステロールなどの数値だけを追うことになってしまいがちな傾向を生む健康診断を実施しているのは、日本をはじめとしたごく少数の国です。

ヨーロッパでは、健康診断で数字を管理し医師が薬でケアした群の死亡率は、なにもせず医者にも行かず放置した群の死亡率の2・5倍にもなるという疫学研究がありますｏ イギリスの大英博物館には、以前のイギリス国民が一生のうちに使うという薬1万4000種が展示されています。イギリスらしい皮肉と戒《いまし》めなのでしょう。

あまり批判はしたくありませんが、日本の医療はどうでしょう。身体症状がなくても（生活習慣病には初期症状がない病気が多くありますから、この点は仕方がないことでもあるのですが）、数値がわるければ薬が処方されます。表立って薬剤多用を批判する声は聞こえてきません。

70歳で最高血圧120㎜Hgでも薬を飲み続けている患者さんがいるほど、薬はよいものとありがたがり、過信される方がたくさんいるからではないでしょうか。

副作用と、体内に残留する化学物質のストレスの影響も考えれば、飲まずにすむならそれに越したことはないのです。

発熱は体の防御反応

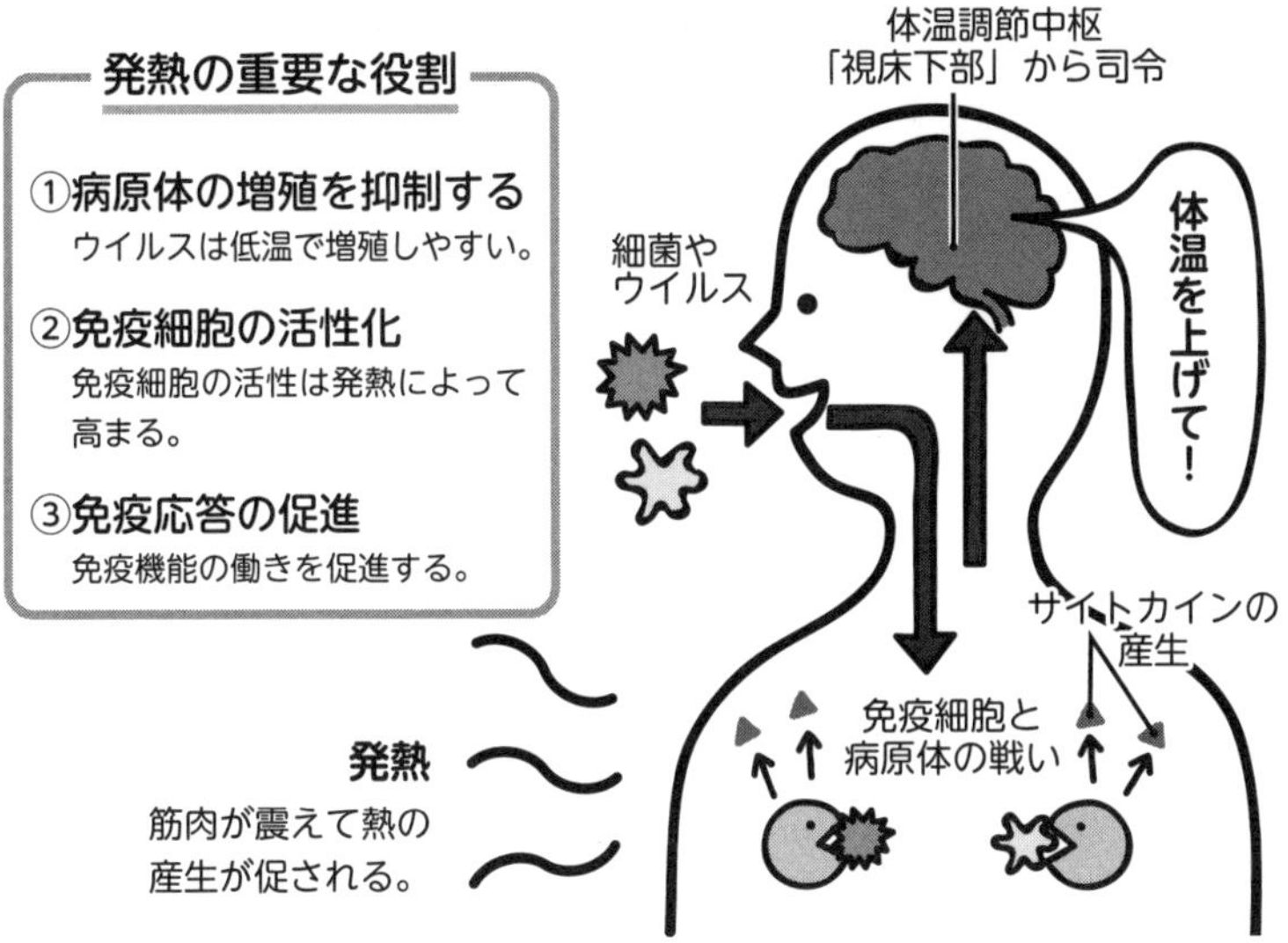
発熱の重要な役割
①病原体の増殖を抑制する
ウイルスは低温で増殖しやすい。
②免疫細胞の活性化
免疫細胞の活性は発熱によって高まる。
③免疫応答の促進
免疫機能の働きを促進する。
体温調節中枢「視床下部」から司令
細菌やウイルス
体温を上げて！
サイトカインの産生
免疫細胞と病原体の戦い
発熱
筋肉が震えて熱の産生が促される。

解熱剤は免疫を低下させる

病原体である細菌やウイルスと戦う免疫細胞の活性を高めるための体の防御反応が発熱です。つまり、解熱剤の使用は＝免疫細胞の働きを抑えてしまうということ。解熱剤の使用は、結果的に風邪などの感染症の原因となっている細菌やウイルスとの戦いを長引かせることになるわけです。

「熱が出た。さあ解熱剤！」

ありがちな反応ですが、安静を心がけ、寝ているほうが自然治癒力を引き出すことにつながります。

もちろん、本当に高熱で症状がつらいときなど、解熱剤に頼ることを否定するわけではありません。解熱剤の使用は、症状がつらいときや、高熱で障害が起こる危険がある場合にかぎり、通常は自然治癒力に頼るのが賢明な選択といえるでしょう。

そして、高熱を出さずにウイルスに打ち勝つ、あるいは感染しても軽症・無症状ですむようにするためには、血流を上げて低体温を改善すること、平熱で高い免疫機能を保つことが重要なのです。

消炎鎮痛剤やステロイド剤の長期使用がもたらすデメリット

薬の長期使用によってデメリットをもたらす典型例として指摘されるものに消炎鎮痛剤や降圧剤、ステロイド剤などがあります。安保徹先生が問題提起した薬剤です。

炎症による痛みを抑える鎮痛剤は、どのように働いているかご存じでしょうか？

たとえば、あなたが頭痛に悩んでいたとします。病院に行くほどでもないと考えれば、おそらく薬局で内服薬（飲む薬）の鎮痛剤を買って服用するでしょう。消炎鎮痛剤はその痛みをやわらげるために、血流を低下させて炎症反応を抑制するのです。

消炎鎮痛剤には内服薬のほかに、腰や肩など痛みを感じる部位に貼る湿布薬や、座薬などいろいろありますが、痛みを抑えるために血流を低下させる作用はどれも同じです。これは病気の治癒による消炎とはまったく違い、症状を抑えるだけですから、根本的な改善にはつながりません。

当然、長期間継続使用すれば、慢性的な血流低下を起こすことになります。交感神経を刺激して全身の血流がわるくなって血圧が上がり、動脈硬化を進行させるリスクを高めます。血流低下によって体温を下げることになりますから、免疫機能の低下にもつながります。そして、消炎鎮痛剤よりさらに血流を低下させる力、消炎作用が強い薬がステロイド剤なのです。

懸念される消炎鎮痛剤の副作用

一般薬局で売られている内服用の消炎鎮痛剤で最も多い「非ステロイド性抗炎症薬（Non-Steroidal Anti-Inflammatory Drugs＝NSAIDs）」は、医療機関で処方されるものと変わりません。

アスピリンに代表されるＮＳＡＩＤｓの長期使用による副作用が報告されていることを記しておきましょう。

抗炎症・鎮痛・解熱作用によって関節の痛みや腫れを軽減する効果があることから、ＮＳＡＩＤｓは関節リウマチの患者さんに処方されます。

１９９１年、日本リウマチ財団委員会は、ＮＳＡＩＤｓを３か月以上服用した関節リウマチ患者１００８例のうちの62・３％に、食道や胃、十二指腸の病変がみられたと報告しています。そのうちの半数以上は無症状でした。胃粘膜に潰瘍穿孔《かいようせんこう》（組織が傷つき穴が開くこと）が起これば命にかかわります。

また、アメリカ医師会は、血管系障害である脳梗塞や心筋梗塞、胃腸障害、腎臓の障害のリスクがあるため、内服用ＮＳＡＩＤｓの長期投与は避けるように指導しています。

このような薬を医師の診断によらず、自己判断で長期間にわたって使い続けるのはたいへん危険なことです。

炎症反応は本来、体の防御反応の１つ。これを抑えるために薬を使えば、いったん楽にはなっても違う症状が出て、もぐら叩きのように対症療法を続ける悪循環に陥ることになりかねません。

体の機能を整えて予防に努めることは、薬に頼らざるをえない不健康な状態に陥らないために大切なことなのです。

降圧剤の長期使用の危険性

多くの高齢者がずっと飲み続けている降圧剤も多くの問題が指摘されています。

そもそも高血圧はなにが問題なのでしょうか？　高血圧は動脈硬化とともに多くの生活習慣病の要因とされています。血管を傷つけるのは間違いありませんが、降圧剤で血流を抑える、あるいは利尿作用のある降圧剤で水分を減らすリスクは小さくありません。単に血圧を下げるだけでは血流が滞り、毛細血管は線維化し、血中の水分を減らせば血液はドロドロになって、かえって動脈硬化を進めることになるからです。

加齢とともに血圧が上がるのは生体として自然な反応です。年をとると、血管は弾力を失って拡張・収縮しにくくなり全身の血流が停滞するため、心臓は血圧を上げるように働いて血流をよくしようとするからです。

日本の高血圧の定義

日本高血圧学会による「高血圧治療ガイドライン」

	年齢	最高血圧	最低血圧
1999年以前	70歳未満	160㎜Hg以上	95㎜Hg以上
	70歳以上	180㎜Hg以上	100㎜Hg以上
2000年	60歳未満	130㎜Hg以上	85㎜Hg以上
	60～69歳	140㎜Hg以上	90㎜Hg以上
	70～79歳	150㎜Hg以上	90㎜Hg以上
	80歳以上	160㎜Hg以上	90㎜Hg以上
2019年	成人	140㎜Hg以上	90㎜Hg以上
	75歳未満の降圧目標	130㎜Hg未満	80㎜Hg未満
	75歳以上の降圧目標	140㎜Hg未満	90㎜Hg未満

「高血圧治療ガイドライン」は2000年以来、約５年ごとに改定され、2019年に5回目の改定が行われた。

１９６０年頃まで高血圧基準は「年齢＋90㎜Hg」でした。私は77歳ですから１６７以上で高血圧、以前はこれ以上で降圧剤の使用をしていたはずです。50歳なら最高血圧１４０㎜Hg以上、60歳なら１５０㎜Hg以上で高血圧です。

しかし現在の「高血圧治療ガイドライン」では、30年前なら正常範囲の１３０㎜Hgが降圧目標の基準値とされ、これより下げることが推奨されているのです。

安保先生は数値を変えて患者を増やし、薬を売る医療を批判していました。安保先生の言葉を紹介しておきましょう。

「現在の基準値の決め方は問題です。この基準では集中力があってがんばる人は、軒並み病人にされてしまう。しかも、日本人に多い本態性高血圧症は原因不明なのです」

降圧剤の長期使用によって血圧を無理に下げると、血圧が下がりすぎて血流が停滞し、血栓が脳の血管に詰まれば脳梗塞、心臓の血管に詰まれば心筋梗塞になり、脳に酸素と栄養が供給されにくくなるために、認知症発症のリスクも高まると指摘されていました。

脳の血管の障害によって引き起こされる脳卒中のうち、かつては多かった「脳出血」よりも、血管が詰まる「脳梗塞」が増えて脳卒中の８割を占めるようになったのは、降圧剤の長期使用による弊害ではないかと指摘する声もあります。

事実、東海大学医学部の大櫛《おおぐし》陽《よう》一《いち》教授（論文発表の２００８年当時）らが行った疫学研究では、１６０／１００㎜Hgまで総死亡率および循環器疾患による死亡率の上昇はみられず、脳梗塞は高血圧治療を受けた人に多かったことが示されています。

「１６０／１００㎜Hgまで治療の必要はない。薬物による降圧は20㎜Hg程度に抑える必要がある。高血圧治療ガイドラインはエビデンスに基づいて修正すべきである」

この論文「高血圧治療ガイドラインのデータに基づく検証」の結論です。

ヨーロッパにおける多くの研究でも同様の結果が出ています。

降圧剤で高血圧を根本的に治すことはできません。そのうえ、薬の服用を中止すると、再び血圧は上昇します。降圧剤で血圧を正常範囲内におさめるためには、一生その薬を飲み続けることが必要になるのです。

生活の質を下げる副作用のある降圧剤を使わず、高血圧が要因となる生活習慣病を避けるために、健康の基盤を整えることを肝に銘じたいものです。

第4章

毎日行う入浴だから持続可能「重炭酸温浴」

入浴習慣を見直そう

沐《もく》浴《よく》と湯治が日本人の入浴習慣をつくった

日本人はお風呂好きです。温かいお湯を張った浴槽に、毎日のようにつかる習慣をもっているのは日本人だけ。

清潔を好む国民性というだけでは、この習慣は説明できません。日本列島が世界一の温泉地であることが影響しているのは間違いないところでしょう。なにしろ、石器時代の遺跡から温泉を利用した痕跡が見つかっているのですから。

入浴の習慣が本格的にはじまったのは、仏教渡来後といわれています。身を清めて病を遠ざける「沐浴」が宗教的儀式として僧侶の間に広まり、そのための「浴堂」が奈良の東大寺や法華寺をはじめとした寺院に建立されました。さらに貧しい人々や病人に浴堂を開放する「施《せ》浴《よく》」が行われるようになって、入浴の習慣が庶

伊豆山温泉の横穴式源泉「走り湯」（静岡県熱海市）

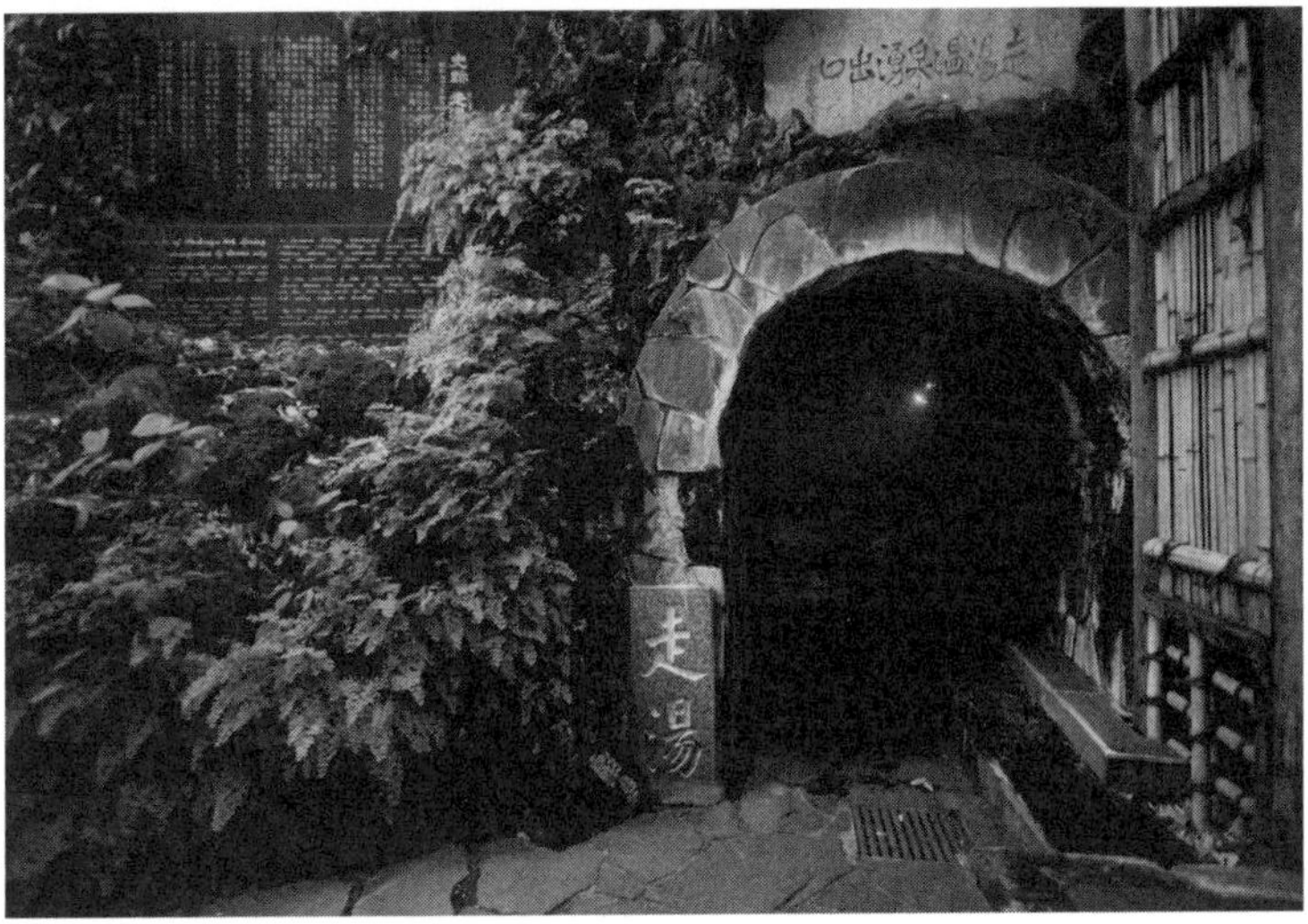

鎌倉時代に武士や僧侶が湯治に訪れたという記録が残っている。

民へ広まったようです。

とはいえ、この頃の入浴は蒸し風呂です。浴槽にお湯を張ってつかる入浴スタイルが登場したのは江戸時代のこと。江戸の一般大衆が好んだ銭湯の主流も蒸し風呂でした。お湯は贅沢品だったのです。

お湯にゆったりとつかる習慣の起源は、やはり温泉の利用から。

8世紀に成立した『日本書紀』や『古事記』などに温泉の記述があり、古代から温泉を利用していたことがうかがえます。鎌倉時代には、武士や僧侶が体を癒やす目的で温泉地を訪れたことが記録に残っています。

療養としての温泉利用である「湯治」は、それ以前から行われていたと思われますが、室町時代、戦国時代を通じて、主に武将や僧侶などによる湯治が盛んになり、江戸時代になると将軍家や大名をはじめとした支配階級だけでなく、多くの庶民も温泉を利用するようになります。

大分県の長湯《ながゆ》温泉にある「御前湯《ごぜんゆ》」も、岡城主の定期的な湯治場だったことが知られています。温泉地に3週間程度滞在したといいますから、多忙ないまの日本人からすれば、うらやましいかぎり。ドイツの自然炭酸泉療養も4週間ですから、湯治で体を治すには毎日お湯につかり、3週間程度必要だということが経験からわかっていたのでしょう。

明治時代になると、交通機関の発達とともに、温泉地は湯治場から保養・慰安の場となり、現代にいたるまで観光地として発展することになるわけです。

このような歴史をふり返ってみると、日本人にとっての入浴は単に体を洗うだけではなく、心身を癒やす目的があったことがわかります。

温浴にリラックス効果と体を癒やす作用があることを日本人は経験として知っていたのです。

日本人の平均寿命の推移

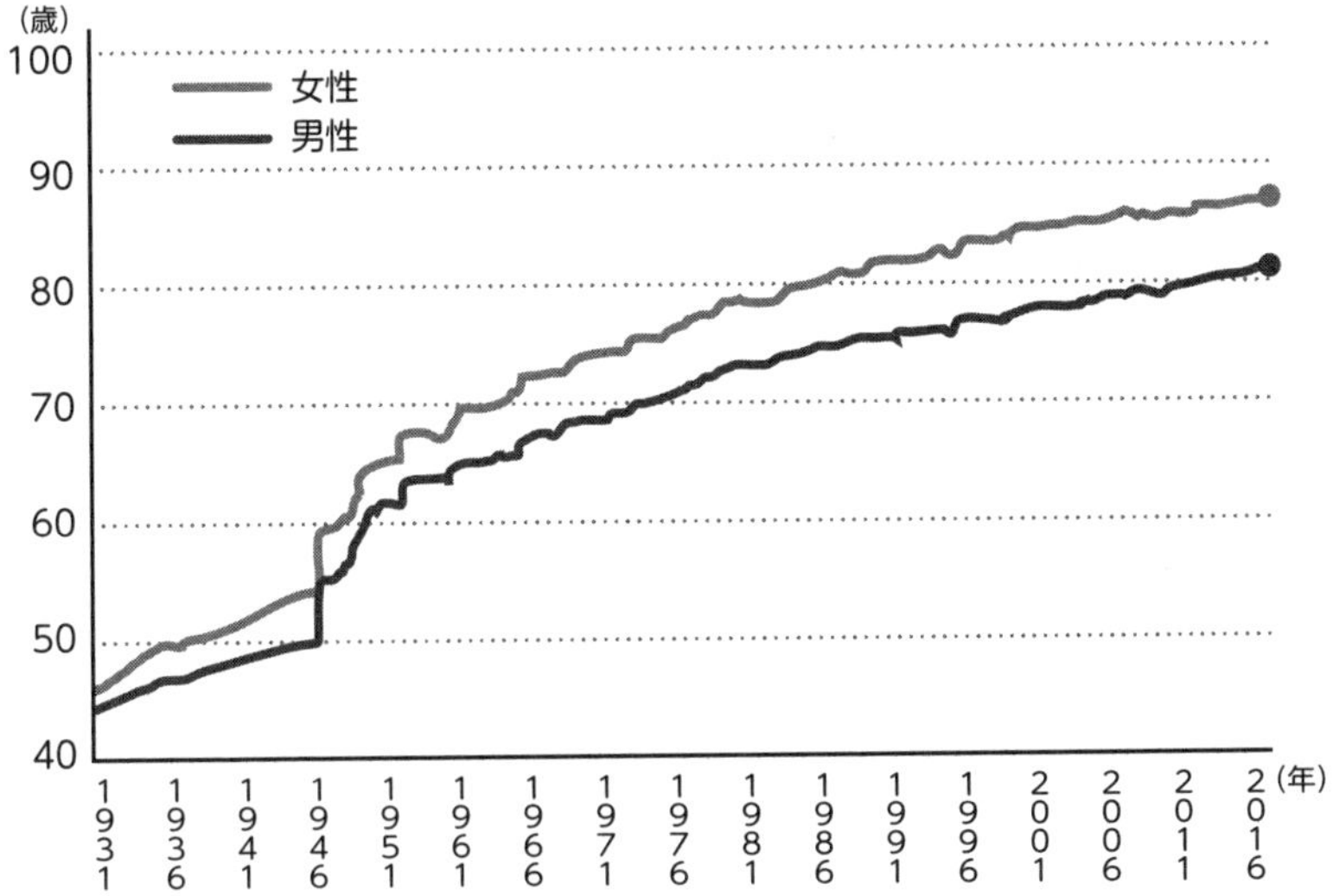

「簡易生命表」などを参考に作成

寿命に入浴習慣が関係している

現在の日本は世界トップクラスの長寿国ですが、じつはずっと長寿だったわけではありません。男女の平均寿命がともに50歳を超えたのは、戦後すぐの1947年（昭和22年）のこと。その後、平均寿命は延び、2019年（令和元年）には女性87・45歳、男性81・41歳と過去最高を更新しています。ここまで長寿となったのは、戦死がなくなったこと、衛生環境の改善、栄養面の充実、医療の発達など、さまざまな要素が絡み合ってのことでしょう。

日本食の高い健康効果をその理由に挙げる声もあります。

平均寿命が延びはじめた時期を考慮すると、私は住環境の改善、とりわけ浴室設備の向上とお風呂にしっかりつかる入浴習慣が、日本人の健康面に果たした役割が大きいのではないかと思います。浴槽があってもお湯を張ってしっかり入浴する習慣をもつ国は日本以外では、ほかにありません。

ただし、世界で例をみないほど入浴を好む日本人といえども、各家庭に内風呂が普及したのは戦後のことだったのです。

多くの方が亡くなるのは、寒さによって血流が停滞して体のあらゆる機能が低下する冬。血管性の血流障害が主な原因です。

戦後、平均寿命が延びたことには、住宅の機密性の向上や、暖房設備の充実も大きいかもしれません。そして、なによりもガス設備の拡充によって、それまでは外湯に頼っていた庶民の家庭に内風呂が普及したことが大きいのではないでしょうか。

多くの研究者は、日本人の長寿の理由を伝統的な入浴習慣に求めています。古くから温泉を愛し、源泉に含まれる健康成分の恩恵に浴し、定期的に温浴して血流を促進することによって健康と長命を保っているのではないかと考えているのです。

シャワーですませていませんか？

私たち日本人が伝統的に継承してきた入浴習慣。その高い健康効果を十分に生かしたいところですが、残念なことにシャワーで体を洗うだけの人が増えているようです。「忙しくて時間がない」「浴槽にお湯を張ったり、掃除したりするのがめんどう」「ユニットバスで湯船がせまい」など、シャワーですませる人にはそれぞれ理由があることでしょう。また単身家庭や高齢化で湯を張っても一人ではもったいないという理由もあるようです。そういう方々にぜひ知っていただきたい研究データがあります。

温泉療法専門医で東京都市大学人間科学部の早坂信哉《はやさかしんや》教授、千葉大学社会予防医学八木明男《やぎあきお》医師らは、全国18市町村に居住する要介護認定を受けていない高齢者1万3786人を対象に3年間の追跡調査を行い、浴槽につかって入浴する頻度と、その後の新規要介護認定との関係を調べました。

その結果、週に7回以上入浴する人では、週0～2回の人と比較して、夏の入浴頻度をもとにした解析では28％、冬の入浴頻度をもとにした解析では29％、要介護認定のリスクが減少することがわかったのです。

この研究で、入浴習慣は高齢者の健康の維持に役立ち、「健康寿命」を延ばすことが示唆されたといえます。

また、愛媛大学医学部附属病院抗加齢・予防医療センターと京都大学が共同で行った研究では、週5回以上の入浴習慣がある人は、動脈硬化や心臓への負担を表す指数が低いことがわかっています。定期的な入浴で、心臓や血管の状態を良好に保つことができるということです。

浴槽につかる入浴習慣ではありませんが、サウナ習慣が心血管病や死亡のリスクの低下と関連していたというフィンランドの研究報告もあります。

若い読者のなかには、「介護や動脈硬化なんて遠い将来の話」と思う方がいるかもしれませんが、若年性の生活習慣病も増えている昨今、健康は日々の積み重ねで左右されることを、ぜひ意識していただきたいと思います。

シャワーでは副交感神経にスイッチが入らず、リラクゼーション効果が得られないことが実験結果からわかっています。例外は重炭酸入浴剤を使ったシャワー。高いリラクゼーション効果が得られますから、忙しいときは重炭酸シャワーですませ、ゆっくり入浴できる週末に重炭酸温浴を楽しむというような使い分けも可能となります。

お湯の温度が高すぎませんか？

さて、私が強くおすすめする重炭酸温浴について詳しく紹介する前に、最先端の予防医学が教える健康効果の高い入浴法をみていきましょう。

まず1つめは、お湯の温度です。

日本人は総じて熱いお湯を好む傾向があり、温泉や銭湯では42℃以上の熱めに設定されていることが少なくありません。お湯の熱さを「おもてなし」とする考え方がその根底にあります。

ところが、熱めのお湯での入浴は、健康効果が望めないばかりか、むしろ危険。特に高齢者の場合、冬に熱めのお湯につかると命にかかわることにもなりかねません。

低温の浴室外と熱いお湯の急激な温度変化によって、血圧が大きく変動することで「ヒートショック」を起こすことがあるからと説明されています。

それだけでなく、熱いお湯がストレスとなって交感神経が緊張状態になることが大きいと私は考えます。

熱いお湯での入浴は、いわば「ストレスの湯」なのです。

熱いお湯は交感神経を刺激する、ストレスになる

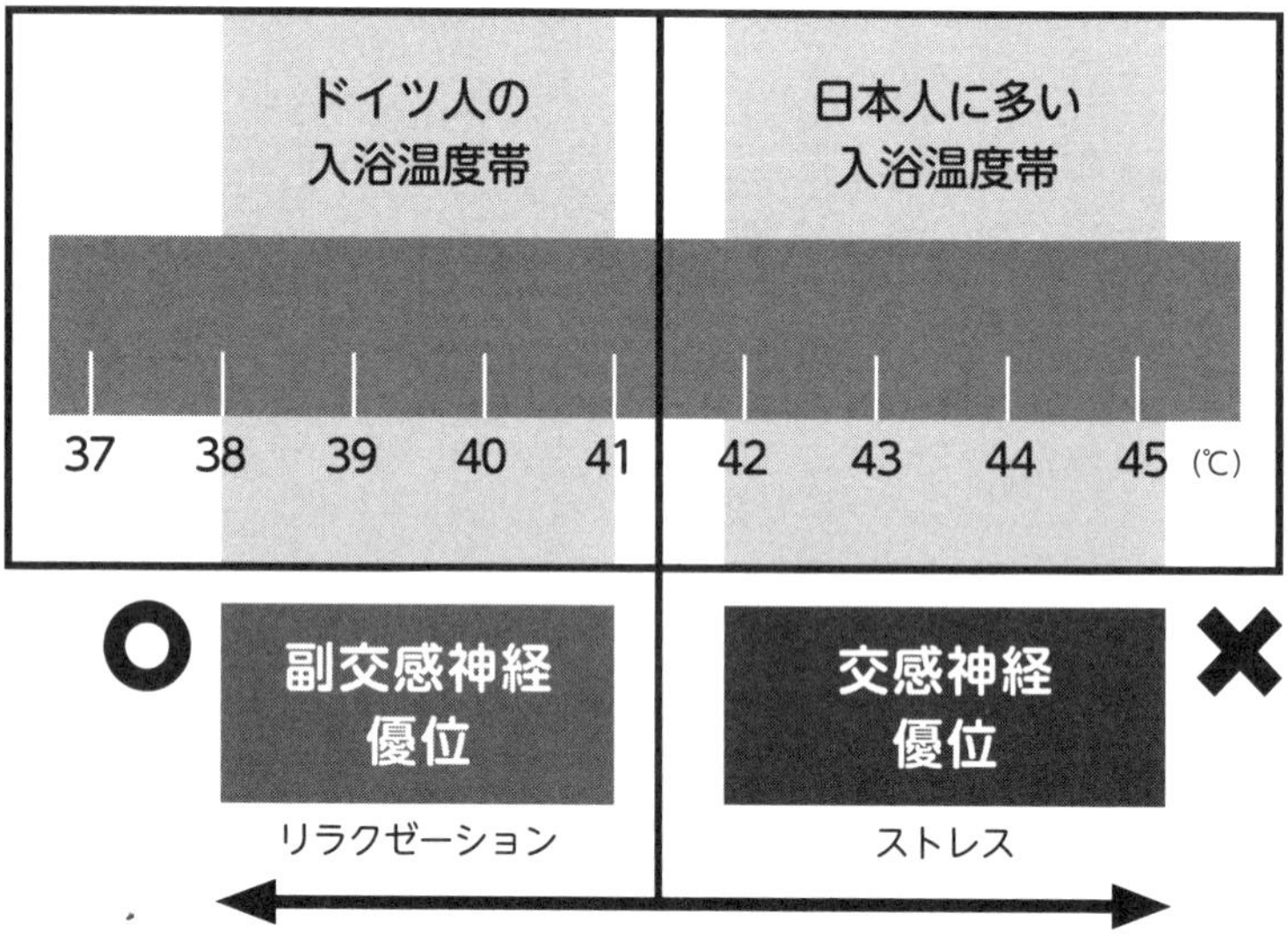

交通事故死の3倍もの高齢者が特に冬にお風呂で亡くなるのですが、湯温42℃以上のケースが多数です。

ストレスによって血管は収縮して血圧は上がり、心臓負荷の大きい状態で湯からサッと立ち上がると、全身にかかっていた水圧と浮力から一気に解放されます。頭の位置が上がるのと同時に、血液が一気に下へ流れて立ちくらみを起こして気を失い、溺れて亡くなる……実態はこのようなことなのではないでしょうか。

血流を促進する重炭酸のお湯なら冬でもぬるいお湯で温まることができます。頭を下げながらゆっくり立

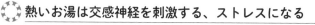

ち上がる習慣をつければ、浴室死亡事故はかなり減らせるのではないかと思います。

熱いお湯での入浴は、交感神経を刺激し心身を興奮させるため、「シャキッとして疲れがとれる」ような気がするのですが、これは一時的なもの。交感神経優位の状態は体に負担をかけるのですから、健康効果を高めるためには「ぬるめのお湯にゆったりとつかる」ことが大切なのです。

体に負担をかけることなく血流を促すお湯の温度は41℃以下。体温に近く、長く入浴できる最適温度36〜38℃の「不感温浴」を特におすすめします。

熱めのお湯に入ってサッと上がる入浴スタイルの人は、「それでは体が温まらない」と言いがちです。ここでまた安保先生の言葉を紹介しておきましょう。

「カラスの行水タイプの人は、低体温で免疫機能が低い」

冷えやすい低体温だから熱いお湯を好み、サッと上がるために体の芯まで温まることがなく、免疫機能を活性化する体温を維持できない傾向があるということです。

熱めのお湯が結果的に体を冷やすことにつながるのは、体温を一定に保とうとする機能が働き、血管を収縮させて上がりすぎた体温を下げようとするから。一時的に無理やり体温を上げても、すぐ下がることになるのです。

カラスの行水タイプの方は、体の表面を温めるだけの熱め・短時間の入浴スタイルを見直し、副交感神経を優位にしてより血流を促す、ぬるめのお湯に15分以上ゆっくりつかることを心がけてください。

それでも体が温まらない方は、血流促進効果の高い重炭酸温浴をぜひ試していただきたいと思います。

血流促進物質NO《エヌオー》を増やす重炭酸温浴

ドイツの中性重炭酸泉で体が温まる理由は重炭酸イオンにあった

ドイツの温泉はどこでも湯温が36～38℃です。

私が最初にドイツの炭酸泉を経験したときには「ぬるい」と感じていたのですが、現地の人に「ぬるいから、のぼせずに何時間でも入っていることができるし、血流が促進されて体の芯から温まる」と教えられて、「なるほど」と思ったものです。

それにしても不思議でした。日本の温泉ではドイツの炭酸泉と同じように体が温まって元気になると実感したことは、残念ながらほとんどなかったからです。

「泉質にその理由があるに違いない」と思い、ドイツの炭酸泉のお湯を日本にもち帰り、泉質を調べてその秘密がわかりました。

二酸化炭素が溶け込んだ水を湧出するのが炭酸泉です。通常は弱酸性なのですが、

ドイツの温泉療養地

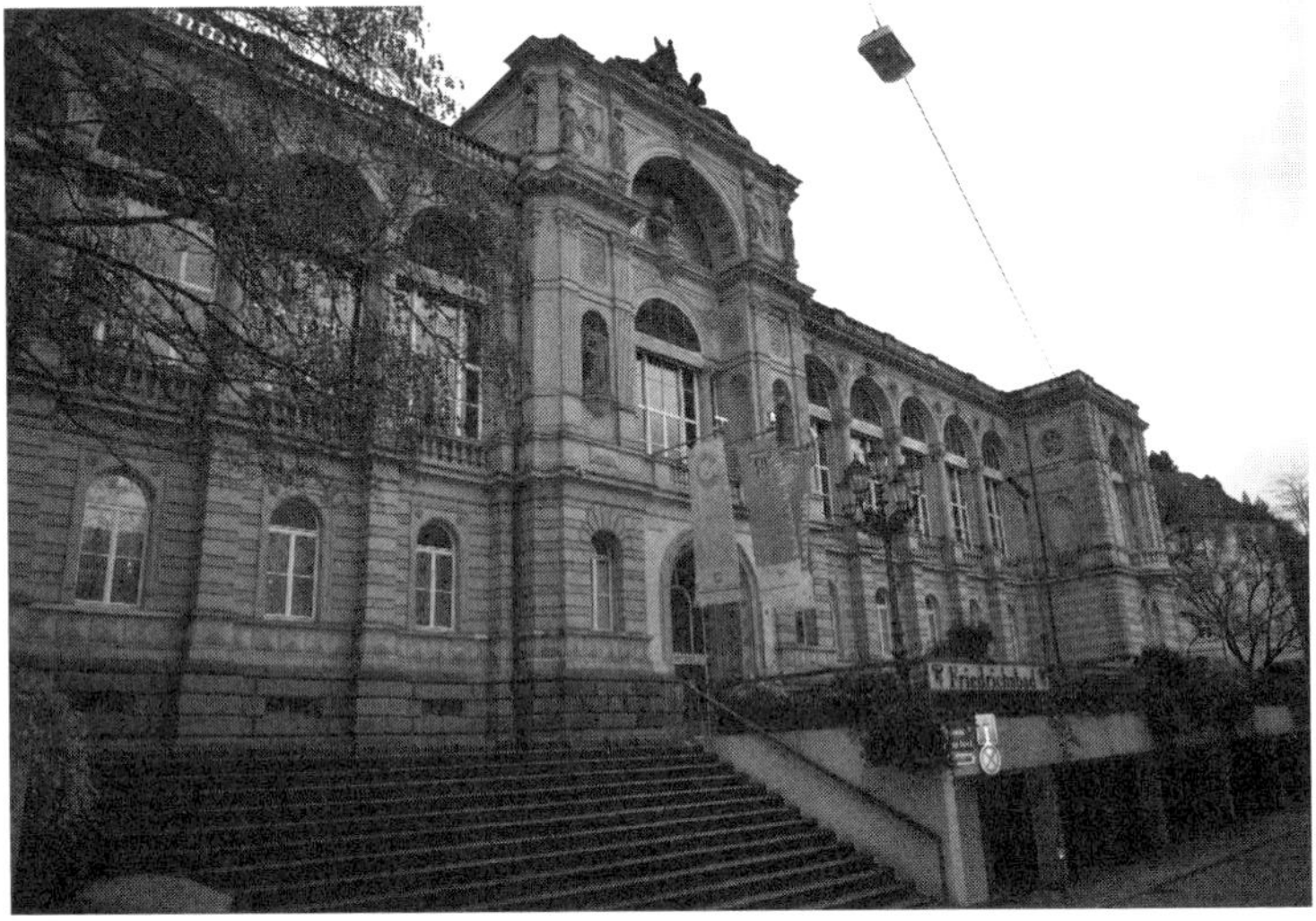

バーデン＝バーデンにあるフリードリヒ浴場。

ドイツの炭酸泉はどれも水素イオン濃度指数（pH《ペーハー》）6・6～6・9のほぼ中性。これは炭酸泉の中に酸性の炭酸ガスが10％程度しか存在せず、90％程度は重炭酸イオンとして溶解していることを意味します。

炭酸泉ではなく、重炭酸泉と呼ばなければいけないのに、ドイツでも日本でも化学的な知識はあるにもかかわらず、炭酸泉と呼んでいます。

この常識の壁、間違いがあったからこそ、私の発見・発明ができたのですが、そういうわけで、ドイツの多くの温泉も大分県の長湯《ながゆ》温泉も、炭酸ガスが水に溶け込んだ酸性の単なる炭酸泉ではなく、中性の「重炭酸イオン」を豊富に含む「重炭酸イオン泉」だったのです。

まだ調べる必要がありました。私は医学書をひも解いて、重炭酸イオンが主成分のお湯で体が温まる理由をさらに調べました。

重炭酸イオンがNO《エヌ オー》の産生を促すメカニズム

その結果わかったことは、重炭酸イオンが人体のもつガス運搬システムに働きかけて、NOの産生を促すということです。酸性の炭酸泉や炭酸入浴剤のお湯では、生体反応が起こらず、温まらない理由もよくわかりました。

ここから少し難しい話になります。まず、血液の役割を思い出してください。

酸素と栄養素を体中の細胞に運び、二酸化炭素（炭酸ガス）と老廃物を回収すること。これが血管と血液の機能です。細胞から血管へにじみ出して回収された炭酸ガスは、「炭酸脱水酵素」によって中和され、重炭酸イオンと水素イオンに解離したかたちで中性の血液に溶解し、肺まで運ばれて体外に呼気として排出されます。

炭酸ガスがそのまま血液中に存在することはないのです。必ず炭酸脱水酵素によって中和され、重炭酸イオンと水素イオンに解離します。ここが人体機能の精妙さであり、重炭酸温浴が血流を促進する重要なポイントです。

中性の重炭酸イオンなら、そのまま皮膚の皮脂腺や汗腺などから浸透し、毛細血管の血液に吸収されますが、炭酸泉や炭酸ガス入浴剤のお湯の中に存在する重炭酸イオンは10％程度、そのほかの酸性の炭酸ガスは中性の血液には溶解できません。単なる炭酸ガスでは、血流を促進しない理由です。

重炭酸温浴をすると、どうなるでしょう？

細胞に供給する酸素と、細胞から回収した重炭酸イオンと水素イオンを血液がせっせと運んでいるところへ、皮膚から侵入し、吸収された大量の重炭酸イオンが血管に溶解しようとやってくるのですから、血液中の酸素と二酸化炭素（重炭酸イオンと水素イオン）のガスバランスが崩れてしまうことになるわけです。

ガスバランスが崩れると、血液の水素イオン濃度pH《ペーハー》が変化します。

これは大げさにいえば生命の危機、控えめにいっても体のバランスを崩す大変な事態なのです。

NO《エヌオー》（一酸化窒素）が血管を拡張するメカニズム

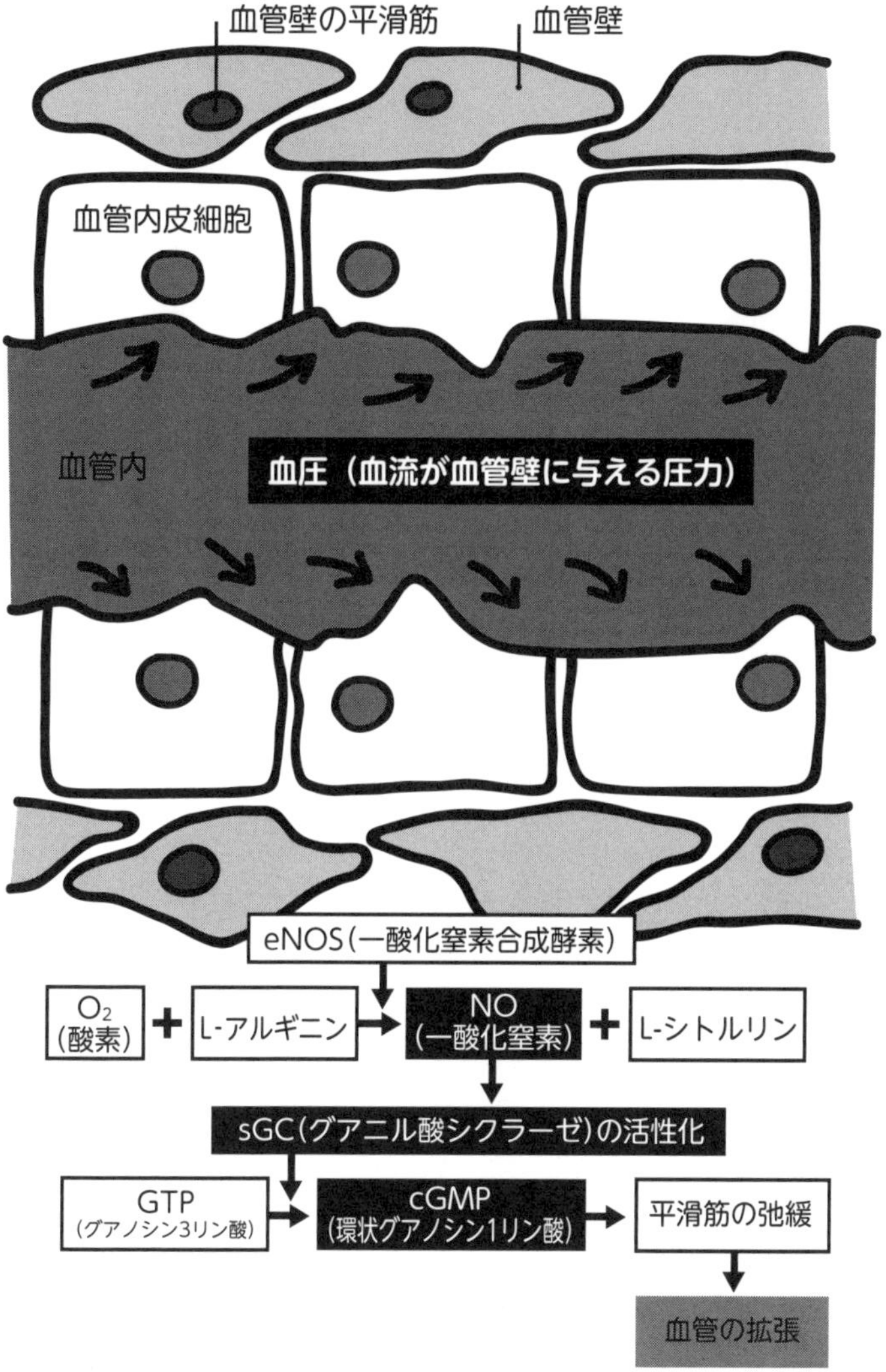

斎藤一郎著『重炭酸温浴はなぜ身体にいいのか』（アーク出版）を参考に作成

人体には血液の水素イオン濃度や体温など体内環境を常に一定に保つ「生体恒常性（ホメオスタシス）」という作用があり、脳が「重炭酸イオン過剰」という情報を受け取ると、一気に血流を促進することによって酸素を早く取り込み、バランスを保とうとします。このとき、産生が促されるのが血管拡張物質「Ｎ《エヌ》Ｏ《オー》（一酸化窒素）」。

血管内皮で合成されたＮＯは、血管壁の中膜を構成する「平滑筋《へいかつきん》」を弛緩させて血管を拡張し、全身の毛細血管の血流を一気に5倍程度に促進させ、肺から血液に酸素を取り込んでバランスを保つのです。

末端の毛細血管が開通するだけですから心臓負荷はなく、むしろ血圧が下がって血流を上げるという好都合の血流アップ作用が働きます。そして、酸素濃度の高い、温かい血液の流れが促進されることによって、体温は自然と上がることになるわけです。ぬるくても体の芯からポカポカと温まるのはこのためです。

NOの血流促進によってお風呂に寝たまま有酸素運動

ＮＯは、その作用によって血管の柔軟性を高め、ゴースト化した毛細血管の再生を促すとともに血圧を下げるように働きます。あらゆる健康効果を高める「健康ホルモン」のような物質。生体反応による血管のエクササイズを促進するのです。

実際、お風呂に寝たまま有酸素運動同様の効果が得られます。しかも、ジョギングなどと違って心臓や血管に負担をかけず、乳酸などの老廃物は一切出ません。「ずぼら」「寝たまま」有酸素運動というわけです。また、副交感神経にスイッチが入りますので、「お風呂に寝たまま森林浴」ともいえます。

主な血流改善効果をおさらいしておきましょう。

「自律神経の調整」
「老廃物の速やかな排出」
「新陳代謝の促進と基礎代謝の改善」
「体温の上昇による免疫細胞の活性化」

重炭酸温浴の血流改善効果は一時的なものではありません。血流が促進されれば、血流の停滞によってゴースト化した毛細血管はよみがえり、柔軟性を取り戻します。ゴースト化した毛細血管さえ再生されれば、血流は常時活発になり、根本的な低体温の解消につながるのです。

ドイツでは医療の一環となっている重炭酸温浴を、入浴好きの日本人が生かさない手はないとは思いませんか？

日本一の重炭酸泉「長湯《ながゆ》温泉」が示す重炭酸温浴の効果

温泉大国の日本にはさまざまなタイプの温泉があり、古くから湯治療養の場として親しまれてきました。

療養に適した泉質をもつ温泉は「療養泉」と呼ばれています。療養泉を勝手に名乗ることはできません。「温泉のうち、特に治療の目的に供しうるもの」という定義があり、環境省は温泉の成分に応じて、指針となる「適応症」を定めています。

療養泉は適応症別にみると、鉱物分・ガス分の含有量が少ない「単純温泉」、主成分が塩素イオンの「塩化物泉」、主成分が炭酸水素イオンの「炭酸水素塩泉」、主成分が硫酸イオンの「硫酸塩泉」など10種に分類されています。

いずれのタイプにも共通する「一般的適応症」のなかに、「冷え性、末梢循環障害」があります。

泉質別適応症による療養泉の分類

泉質		泉質別適応症
単純温泉	浴用	自律神経不安定症、不眠症、うつ状態
	飲用	—
塩化物泉	浴用	切り傷、末梢循環障害、冷え性、うつ状態、皮膚乾燥症
	飲用	萎縮性胃炎、便秘
炭酸水素塩泉	浴用	切り傷、末梢循環障害、冷え性、皮膚乾燥症
	飲用	胃十二指腸潰瘍、逆流性食道炎、耐糖能異常（糖尿病）、高尿酸血症（痛風）
硫酸塩泉	浴用	切り傷、末梢循環障害、冷え性、うつ状態、皮膚乾燥症
	飲用	胆道系機能障害、高コレステロール血症、便秘
二酸化炭素泉	浴用	切り傷、末梢循環障害、自律神経不安定症、冷え性
	飲用	胃腸機能低下
含鉄泉	浴用	—
	飲用	鉄欠乏性貧血
酸性泉	浴用	アトピー性皮膚炎、尋常性乾癬、耐糖能異常（糖尿病）、表皮化膿症
	飲用	—
含よう素泉	浴用	—
	飲用	高コレステロール血症
硫黄泉	浴用	アトピー性皮膚炎、尋常性乾癬、慢性湿疹、表皮化膿症
	飲用	耐糖能異常（糖尿病）、高コレステロール血症
放射能泉	浴用	高尿酸血症（痛風）、関節リウマチ、強直性脊椎炎など
	飲用	—

※２つ以上の泉質に該当する場合、該当するすべての適応症

すべての療養泉に共通する一般的適応症12項目

①筋肉、関節の慢性的な痛み、こわばり（関節リウマチ、変形性関節症、腰痛症、神経痛、五十肩、打撲、捻挫などの慢性期）、②運動麻痺における筋肉のこわばり、③胃腸機能の低下（胃がもたれる、腸にガスがたまるなど）、④耐糖能異常（糖尿病）、⑤軽症高血圧、⑥軽い高コレステロール血症、⑦軽い喘息、肺気腫、⑧痔の痛み、⑨**冷え性、末梢循環障害、**⑩自律神経不安定症やストレスによる諸症状（睡眠障害、うつ状態など）、⑪病後回復期、⑫疲労回復、健康増進（生活習慣病改善など）

上下表ともに環境省『温泉療養のイ・ロ・ハ』を参考に作成

残念なことに私が注目する「中性重炭酸泉」は、日本には非常に少なく、大分県の「長湯《ながゆ》温泉」、兵庫県の「有馬《ありま》温泉」、青森県の「みちのく温泉」、岐阜県の「塩沢《しおざわ》温泉」、和歌山の炭酸泉などごくわずかです。

炭酸水自体は湧水や温泉として豊富に存在するのですが、活火山が多い日本では源泉の温度が高く、お湯に含まれる炭酸ガスが気体となって放出されてしまうのです。この現象は、飲料のコーラやビールなど炭酸系飲料の「気が抜けた」状態と思えばわかりやすいでしょう。炭酸水を熱すると、あっという間に炭酸ガスが抜けた水になってしまいます。

重炭酸温浴を研究する過程で日本各地の温泉を訪ね歩き、注目したのが大分県竹田《たけた》市の「長湯温泉」でした。長湯の泉質がドイツの温泉と同じ中性で、含まれる成分も近かったからです。また、飲泉文化も共通していました。

長湯温泉との出合いがなければ、重炭酸温浴は完成しなかったでしょう。

長湯温泉（竹田温泉群）は2016年度温泉総選挙「健康増進部門」の第1位に輝き、温泉施設「御前湯《ごぜんゆ》」、運動施設「竹田市直入《なおいり》B&G海洋センター体育館」、温泉療養複合施設「クアパーク長湯」が温泉利用型健康増進施設として認定を受けています。

医師の指示に基づき、これらの3施設で7日以上温泉療養を行うと、施設までの往復交通費なども医療費控除の対象となることからもわかるように（要件あり）、長湯温泉での湯治は医療に準じるほどの療養効果があるのです。

実際、長湯温泉で実施されたモニター結果をみても、それは明らかです。

「血糖値が低下した」

「血圧が下がった」

「老化や病気の原因物質である活性酸素が抑制された」

「皮膚の水分量が増えて潤いが増した」

「アトピー性皮膚炎が改善した」

これらは主観によるものではなく、数値で結果がわかるもの、客観的に診断可能な症状であることがおわかりいただけるでしょう。それもそのはず、長湯温泉の効能は多くの研究者によって証明されているのです。

血流が促進されて新陳代謝が活発になり、老廃物や痛みの原因となる物質の排出が促されること、細胞を強力に保護する作用がある「ヒートショックプロテイン（ＨＳＰ）」が増えることなどもわかっています。

長湯温泉の飲泉場（一例）

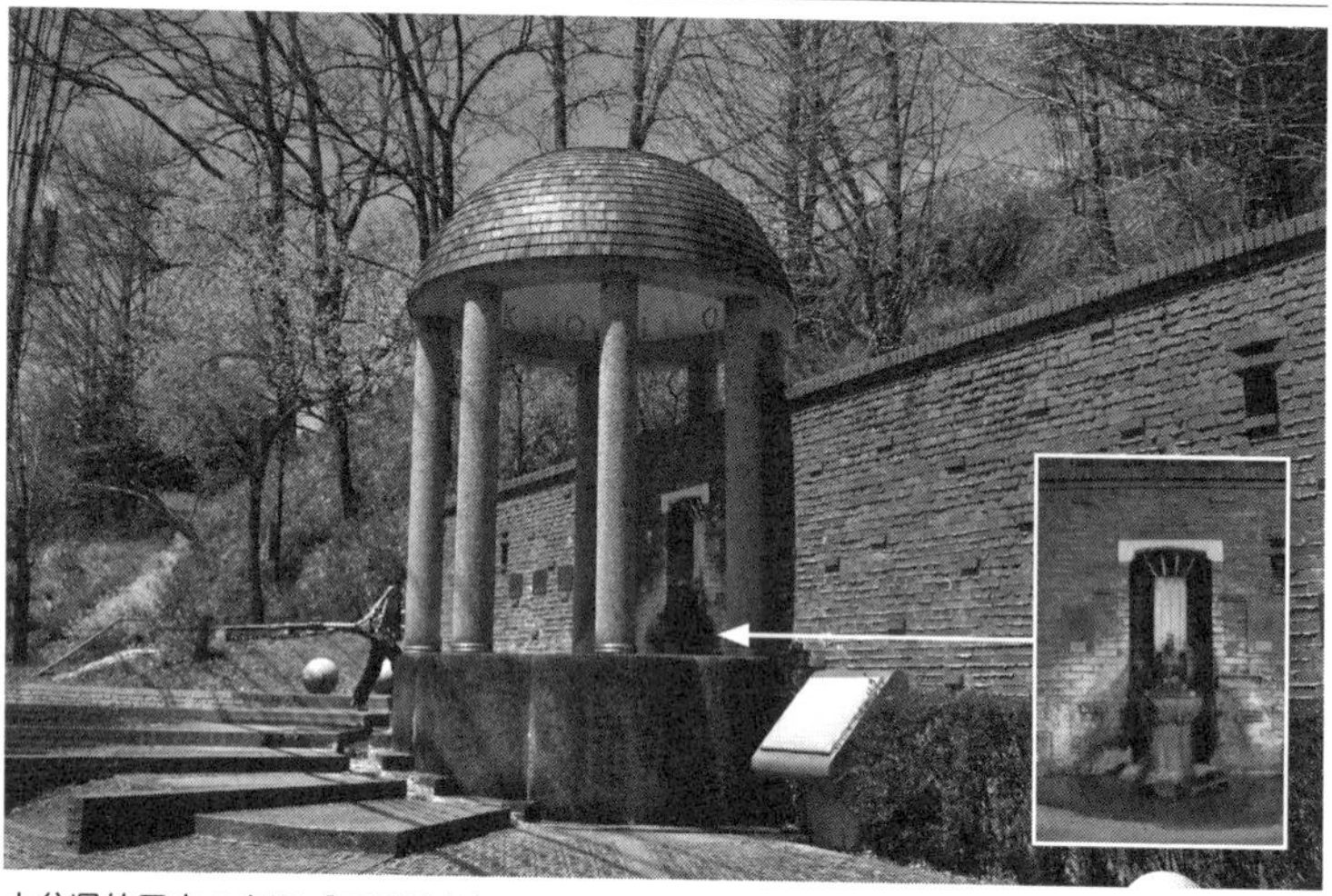

大分県竹田市の名湯「長湯温泉」には、いたるところに無料の飲泉場もある。写真は飲泉場コロナダ。

名実ともに日本一の炭酸泉といっても過言ではないでしょう。

「飲んで効き 長湯して利く 長湯のお湯は 心臓胃腸に血の薬」

この歌は、戦前にドイツで温泉治療学を学んだ九州帝国大学教授松尾《まつお》武《たけ》幸《ゆき》博士が詠んだもの。長湯温泉は、飲むことによって健康増進作用のある「飲泉」でもあるのです。効能は、慢性消化器疾患や糖尿病、肝臓病など。

適応症掲示が許可されているだけでなく、血糖値の指標となる「グリコアルブミン」が減少することが慶応大学などの臨床試験によって、立証されています。

重炭酸温浴で健康貯金をつくる

湯治の効能は医療効果とは違い、短期間で表れるものではありません。継続して行うことによって効能が明らかになるものです。長湯温泉の効能同様の健康効果をもつ重炭酸温浴についても同じことがいえます。

とにかく毎日25分から30分以上、何回も入り継続することが健康づくりには大切なのです。

NO《エヌオー》の産生を促すことは、食事でも運動でもできます。けれども、毎日の食事によってNO産生を高めるには、食材選びから日々の献立の工夫まで、それなりの努力が必要です。こうした日々の積み重ね、または運動を定期的に継続する根気に自信はありますか?

だから、何度でも言いましょう。

無理なく持続可能な点が重炭酸温浴の最大のメリット。楽に気持ちよく続けられる重炭酸温浴には、なんの努力もいりません。ずぼら健康法なのです。

もちろん、食事や運動を軽視してよいということではありません。

重炭酸温浴の健康効果を打ち消してしまうような、乱れた生活習慣、食習慣、化学合成物質の石けんやシャンプーを使う入浴習慣、激しい運動習慣は避けていただきたいと思います。

重炭酸温浴で健康貯金を積み重ね、食事や運動で無理なく健康ボーナスをもらうと思っていただいたら、気楽に取り組めるのではないでしょうか。

重炭酸温浴はぬるめでなければ効果がない

ぬるめの36℃～40℃以下の重炭酸温浴をおすすめる理由は2つあります。

1つめの理由は、リラックス効果を高めるためです。

41℃以下が副交感神経を優位にするリラクゼーション湯です。42℃以上の熱めのお湯は、交感神経を刺激して興奮状態のストレスの湯になることは前述したとおり。ゆったりとぬるめのお湯につからないと、重炭酸イオンの経皮吸収によるNO《エヌオー》産生効果も十分に見込めません。また、熱いお風呂や岩盤浴なども、血流を下げて体を冷やすことにつながります。

２つめの理由は、湯温が高いと炭酸ガスが重炭酸イオンに変化する際の効率がわるくなるからです。

気体の溶解度は低温ほど高く、高温になるほど低下します。これは高温で分子の活動が活発になり、溶液から放出されるからです。また気泡が大きくなってしまうと重炭酸イオンへの中和反応が効率よく進まなくなります。

炭酸ガスの飽和溶解度（溶解の限界量）は、０℃の水では、１Lあたり３４００mgですが、40℃では１０００mgまで低下するのです。炭酸ガスの溶解度が高いからといって、10℃の水では冷たすぎて夏でも入浴はできませんし、さすがに温まりません。42℃以上のお湯での入浴が危険なのは前に述べたとおりです。

炭酸ガスが重炭酸イオンに変化する効率をできるだけよくし、長く快適に入浴できる温度を探っていくと、36～39℃の不感温浴にたどり着きます。

長く入っていることができれば、もっと低くてもよいでしょう。実際、ドイツの温泉療養地の湯温は多くが35℃前後、ドイツ西部の温泉療養地バート・ノイエンアール＝アールヴァイラーには31℃という温泉もあります。長湯《ながゆ》温泉にある「ラムネ温泉館」の有名なラムネの湯は32℃。冬は寒いくらいの冷たさです。

重炭酸温浴を家庭で実現した入浴剤

長湯《ながゆ》温泉の効能がすばらしいといっても、近隣に住む人以外が継続して湯治をするのは容易なことではありません。

私の願いは、毎日、誰でも重炭酸温浴を楽しみながら、血流を改善し、低体温を解消して健康の基盤をつくることができるようにすることでした。そのために研究を続け、苦心の末に開発したのが家庭で重炭酸温浴を可能にする入浴剤です。

一般的に市販されている、炭酸ガスが出る発泡入浴剤では血流促進は望めません。血管拡張作用があるのは、炭酸ガスではなく、重炭酸イオンだからです。

それ以上に一般の入浴剤のよくない点は、お湯に色や香りをつける化学物質だけでなく、それ以外の化学物質をたくさん入れていることです。これらの化学合成物質は皮膚から吸収されると、交感神経を刺激してストレスホルモンを分泌させ、血流を促進するどころか停滞させて体を冷やしてしまうのです。

化学物質を含む入浴剤でも温まった気がするのは42℃以上で入るから。一時的に体温は上がるものの、血流を停滞させ体は冷えて健康を害しているのです。

一般的な発泡入浴剤で得られるのは、色や香りによる癒やし効果のみで、炭酸ガスは10分もすれば空気中にガスとして逃げてしまっているはずです。わずかに重炭酸イオンがお湯の中に残って多少の効果を発揮するかもしれませんが、ほかの化学物質も大量に添加されているため、化学ストレスによって体を冷やす作用がまさってしまうのではないでしょうか。炭酸ガスを発生させるだけなら、理論的にはきわめてシンプルです。弱アルカリ性の重曹（炭酸水素ナトリウム）と、酸性のクエン酸をお湯に溶かすだけでいいはずです。

ところが、炭酸ガスをNO《エヌオー》の産生を促す重炭酸イオンに変えるとなると、技術的にたいへん難しい障壁が立ちはだかります。お湯の中にとどめるためには中性でなくてはならず、かといって中性では激しく炭酸ガスを発泡させることができないという、相反した現象の解決が求められるのです。十分な重炭酸イオンを発生させるためには、入浴剤の最後のひとかけらまで炭酸ガスを激しく発泡させなければなりません。

私が重炭酸入浴剤を開発したとき、この難題をなかなかクリアできませんでした。

重曹とクエン酸をただ固めて錠剤にしても、クエン酸量が少ない中性領域では激しく発泡しないうえに、乾いたままの錠剤を密閉して保管していると、結晶中の微量水分が反応して自然発泡し、密閉包装が破裂して商品にならなかったのです。

このような現象が起きるため、重曹とクエン酸で重炭酸入浴剤を実現することは、ほとんど不可能とされていました。私が重炭酸入浴剤を開発するまでのすべての入浴剤に、重曹と自然発泡しにくい化学有機酸（フマル酸やリンゴ酸、コハク酸）などが使用されていたのは、このためです。

重曹と組み合わせる有機酸はクエン酸でなければならないと私が考えた理由は、クエン酸が化学合成に頼らない「発酵法」で合成される唯一の有機酸だからです。

お風呂で化学物質を浴びない、特に合成界面活性剤が含まれた石けんやシャンプーを使わないことが、血流を上げるためには絶対に必要な開発項目でした。重曹とクエン酸を使ったのは、古くからある良好な洗浄剤で、化学合成材を含まないもので体や髪を洗うという点においても優れた自然素材だからです。

これがクエン酸を使いたかった理由であり、難しくても避けては通れない健康商品のマストの条件、逃げてはいけない開発項目でした。体にストレスとなる石けんやシャンプーがいらなくなる入浴剤をつくりたかったのです。

試行錯誤の末にたどり着いたのが、私が定年まで所属していたコニカミノルタで

重炭酸イオンが発生する仕組み

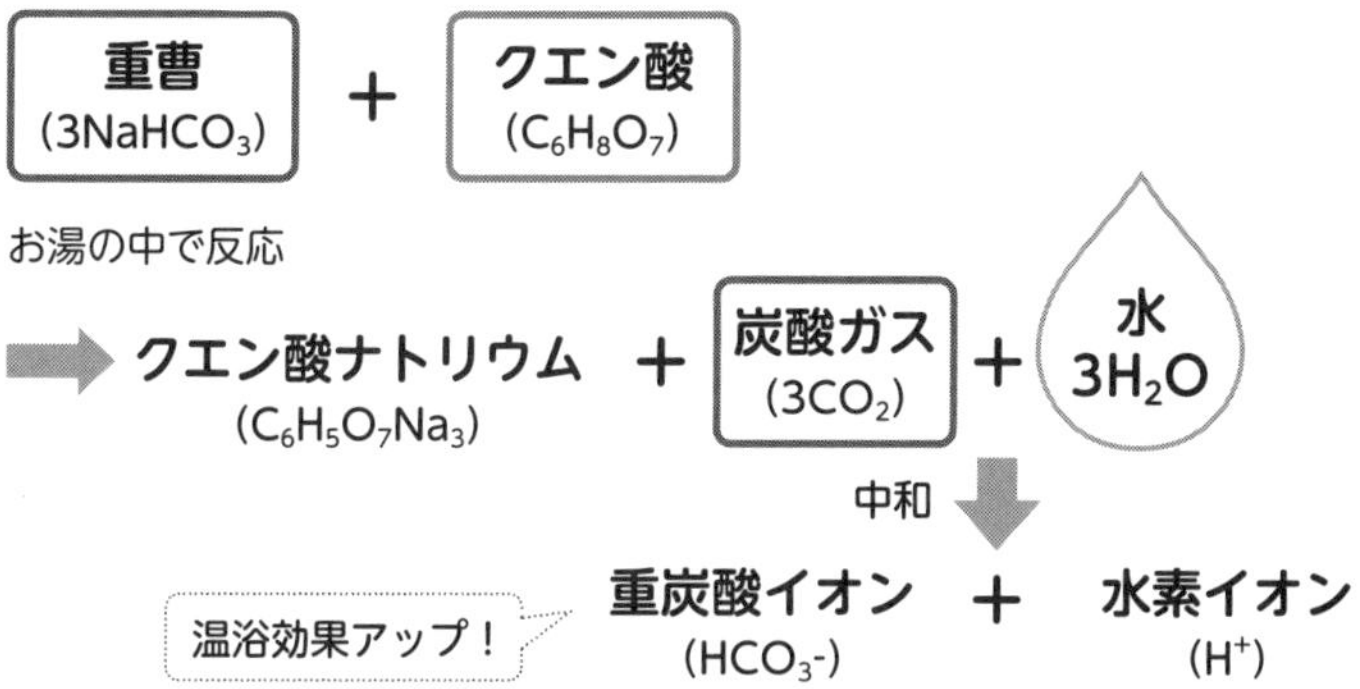

重炭酸温浴＝中性のお湯に
重炭酸イオンが溶解している

開発した写真用の錠剤製造技術、造粒技術を応用して解決するというアイデアです。

重曹とクエン酸が反応して自然発泡しないように、微細な粒子1つひとつを「ポリエチレングリコール6000」（安全性が高く、常温では固体だが、60℃くらいで溶融する中性の高分子化合物）の薄い膜でコーティングする「マイクロカプセル状造粒技術」でした。製造コストは上がりますが、長い時間をかけて造粒、高圧で打錠して固め、超高硬度の錠剤にしたものです。

マイクロカプセル化のポイントは、

重曹とクエン酸の被覆率《ひふくりつ》を変え、お湯に溶かすと先に酸性のクエン酸が溶け出すように工夫した点で、常に錠剤中の酸がリッチになるよう、そしてあとから弱アルカリ性の重曹が溶け、一気に中和して激しく発泡する設計です。それぞれのコーティングの厚みを変えて工夫できたため、最後のかけらまで激しく発泡し続ける結果をもたらしました。特許となったこの製造技術が成功の鍵となったのです。

この工夫によって、お湯の中に放出された炭酸ガスは、ただちに重炭酸イオンと水素イオンに解離してお湯の中にとどまります。また、入浴剤には水道水に残留する塩素を一瞬で中和・無害化するビタミンCも配合しました。皮膚の乾燥や塩素の経皮吸収を気にすることなく、安心して入浴できるのがメリットなのです。

長湯《ながゆ》温泉やドイツの温泉療養地の地下で起きている反応を錠剤中に込め、pH《ペーハー》と主成分の泉質を等しくした中性の重炭酸イオンによる入浴剤を、あなたとあなたの家族の健康増進のために、ぜひ利用していただきたいと思います。

重炭酸入浴剤の選び方

いまでは、私が開発した入浴剤だけでなく、多くの重炭酸入浴剤が市販されています。入浴剤を選ぶときにしっかりチェックしていただきたいのが成分です。

まず、主成分の重曹（炭酸水素ナトリウム）とクエン酸。この2つの成分がそろっていなければ、重炭酸イオンは発生しません。クエン酸は炭酸ガスを発生させるために一役買っているだけではなく、体にストレスを与えない発酵法で製造された唯一の有機酸成分です。そして、クエン酸以外の化学ストレスとなる合成有機酸であるフマル酸やコハク酸、リンゴ酸などを一切含まないことが重要です。また、色や香りをつける化学成分も一切含まず、水道水に含まれる残留塩素を一瞬で中和無害化するビタミンC、アスコルビン酸を必ず含むことが求められます。

これらが重炭酸入浴剤選択の重要な3条件です。その他の成分表示がある場合は要注意です。

長らく習慣にしていると、石けんやシャンプーがなければ、体や髪を洗った気にならないかもしれませんが、重曹とクエン酸だけで体も髪も十分洗え、においまで消えてしまいます。できるだけ石けんやシャンプーは使わないようにしましょう。

クエン酸はお湯の中でクエン酸ナトリウムに変化し、古い角質と垢を溶解させて洗い流します。クエン酸は皮膚のきめを整えたり、毛穴を引き締めたりする美容効果も高い成分であることを知っていただきたいと思います。

化学物質は可能なかぎり排除して、石けんやシャンプーなしで入浴しましょう。炭酸ガスを発生させるだけで、ほかに多くの化学成分を含み、いかにも効果があるように見せる化学物質満載の入浴剤、石けんやシャンプーを同時に使うリスクをあらためて思い起こしてください。化学物質をあくまで排除して入浴してほしいと思います。

入浴剤で色や香りを楽しみたいという方は、もの足りなく感じるかもしれませんが、無味無臭で刺激のない重炭酸温浴なら、経皮毒の心配もなく、肌がデリケートな赤ちゃんも安心して入浴させることができます。

私はドイツやロシアで代替医療として活用されている「波動医学」に基づく波動分析も取り入れて、重炭酸入浴剤を設計しています。

犬や猫は化学物質を嫌がります。もちろん、頭で考えているわけではなく、なにかを体で感知しているのです。それが波動医学の波動共鳴と呼ばれるもの。化学物質すべてを否定するわけではありませんが、波動分析まで行い、犬や猫が嫌がるような化学物質を処方しないことを心がけているのです。

女性や赤ちゃんのような皮膚の弱い方、またアトピー性皮膚炎のような肌が過敏な方もお風呂につかるわけですから、入浴剤はそのくらい気をつかってつくられるべきだと考えています。畳一畳分もある、経皮吸収する毛のない肌を大切にしなければなりません。

重炭酸入浴剤の使い方

重炭酸入浴剤の使い方はいたって簡単。浴槽に張ったお湯の中に投入するだけです。投入する錠剤の数は、商品によって違いますが通常は2～4錠。

重炭酸温浴の血流促進作用は毛細血管の量に比例して高まりますから、毛細血管が減少していない若い方は、投入する錠剤が少なくても効果が出やすい傾向にあります。逆に毛細血管が減少しがちなご高齢の方や、冷え性の方は5錠程度使うこともおすすめします。5錠より多く入れる必要はありません。

アトピー性皮膚炎の方や、汗が出にくい方は、血流が促進されて温まることで皮膚がかゆくなったり、赤くなったりすることがまれにあり、寒冷蕁麻疹《じんましん》が出ることもあります。

これは温熱の刺激によるもので、症状や皮膚の状態を悪化させるものではありませんが、不快に感じることはあるでしょう。その場合は、錠剤の数をいったん減らして、慣れてから徐々に増やすようにしてください。

入浴剤をお湯に投入すると、細かい泡を放出しながら溶けていきます。この気体が炭酸ガスです。お湯の中の泡はみるみるうちに消えてなくなります。イオンになって溶け込んでいるのです。この過程で炭酸ガスは重炭酸イオンと水素イオンに解離します。お湯は透明なままで、においもありません。

泡が立っているときにお湯に入りたいと思われるかもしれません。けれども、血流促進効果があるのは炭酸ガスではなく重炭酸イオン。錠剤を溶かしながら入っても問題はありませんが、血流促進効果をより高めるためには、完全に溶けてから入浴することをおすすめします。ビタミンCの作用で残留塩素が中和され、湯あたりはやわらかで、つかっているうちに副交感神経にスイッチが入り、ポカポカと温まっていくのが実感できるはずです。

重炭酸温浴の血流促進効果を客観的に証明する、通常の入浴の血流促進効果と比較したデータがあります。

重炭酸温浴で血流は通常温浴の６倍に！

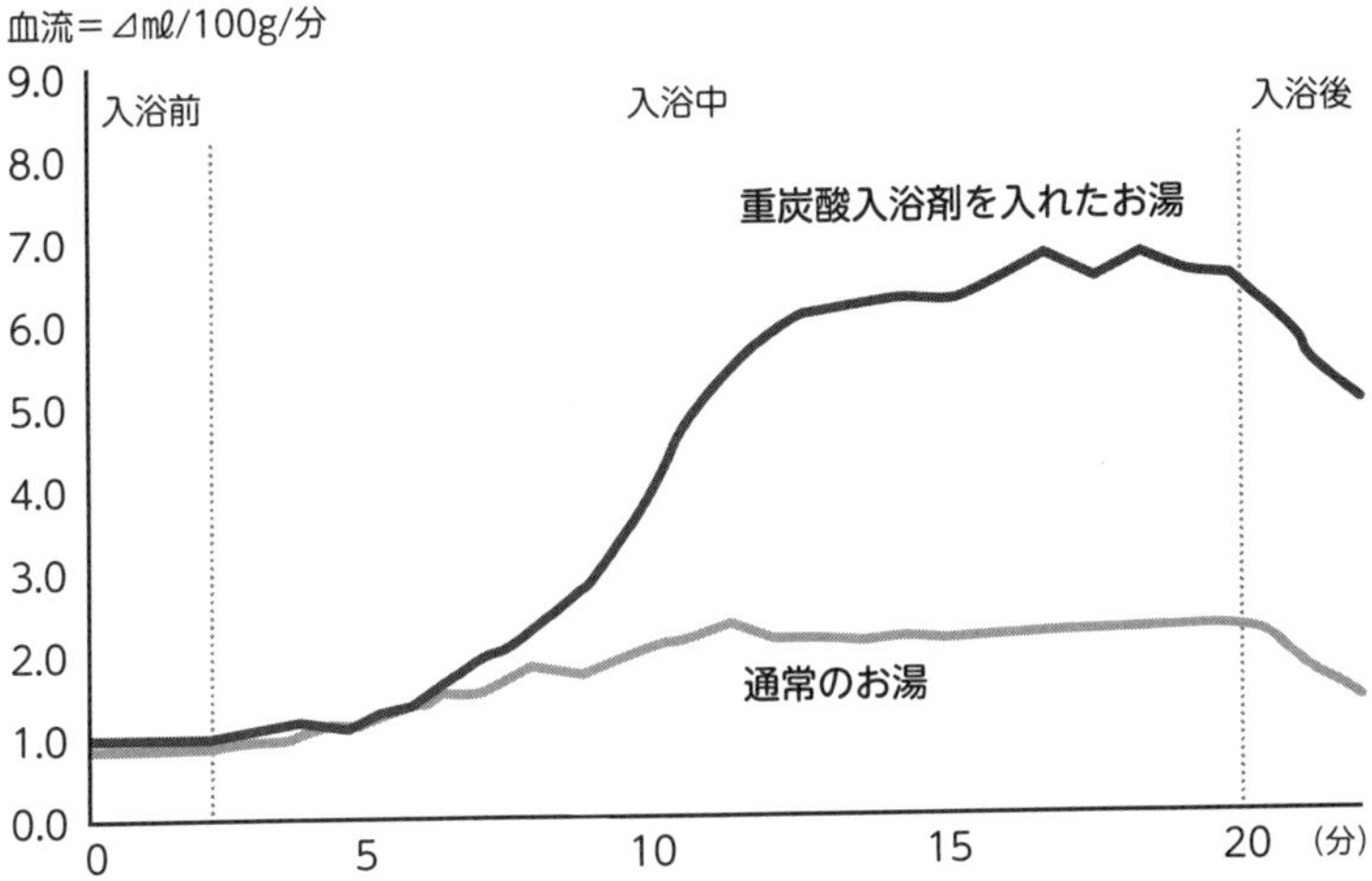

38℃のお湯で比較。重炭酸入浴剤を入れたお湯では、10分を経過した頃から血流が大幅に促進される（レーザードップラー血流測定器で測定）。

重炭酸温浴では、入浴から10分すぎたあたりから血流が大幅に促進され、通常の入浴の約6倍にもなることがわかりました。上のグラフを見れば、重炭酸温浴の入浴後の血流は、通常の入浴中よりも高いことがおわかりいただけると思います。

重炭酸イオンは、炭酸ガスの１０0倍も水に溶けやすく、空気中に放出されることがありません。

血流促進効果が持続する時間の目安は24時間以上。一度、入浴剤を投入すれば朝晩の入浴が可能ですし、追い焚きして翌日も重炭酸温浴を楽しむことができます。

重炭酸温浴の健康効果を高めるために

ぬるめのお湯で長めの全身浴がおすすめ

ぬるめのお湯が体によく、重炭酸温浴の長所を引き出すことは、ここまで何度も説明してきましたので、ここでは主に全身浴の効能について説明しましょう。

健康によいとして、かつて半身浴がブームになったことがありました。半身浴の場合もぬるめのお湯に長く入ることが推奨されています。

ぬるいお湯にゆっくりつかるのはよいことですが、下半身だけをお湯につけていたのでは、温浴のメリットは薄れます。下半身だけですから、体を温める効果は半減。全身の血流改善やむくみ解消など、全身浴で体に適度にかかる水圧による効果も望めません。

不感温浴といわれる36℃〜39℃のぬるめのお湯なら、全身浴をしても心臓に負担がかかりすぎることはありません。肩こりなどの痛みに、全身浴の効果が高いという研究結果もあります。

そして、もう1つ重要なことは、リラクゼーション効果です。

浴槽に首までつかって浮力と水圧を全身で受けると、ふわふわと漂うような浮遊感、それに伴う解放感を感じるはずです。このリラクゼーション効果があるからこそ、副交感神経が優位になり、日々のストレスで交感神経優位に傾いた自律神経のバランスを整えることができるのです。ゆっくりとお湯につかり、手足が温まり、リラックスしてストレスが解消できれば、自然と睡眠の質は高まります。ストレスからくる不眠に、重炭酸温浴は絶大な効果を発揮するのです。

ぬるめのお湯で重炭酸温浴をするときは、短くても20分、できれば25〜30分、理想的には1時間以上ゆったりと全身浴をしてください。頑固な冷え性に悩んでいる方、なかでもご高齢の方は、30分以上の全身浴を1日2回程度することをおすすめします。

長時間入浴するときは、できるだけぬるい湯に、そして脱水症を避けるためにしっかりと水分補給をして入りましょう。

重炭酸温浴でリラックス　血管もゆるむ

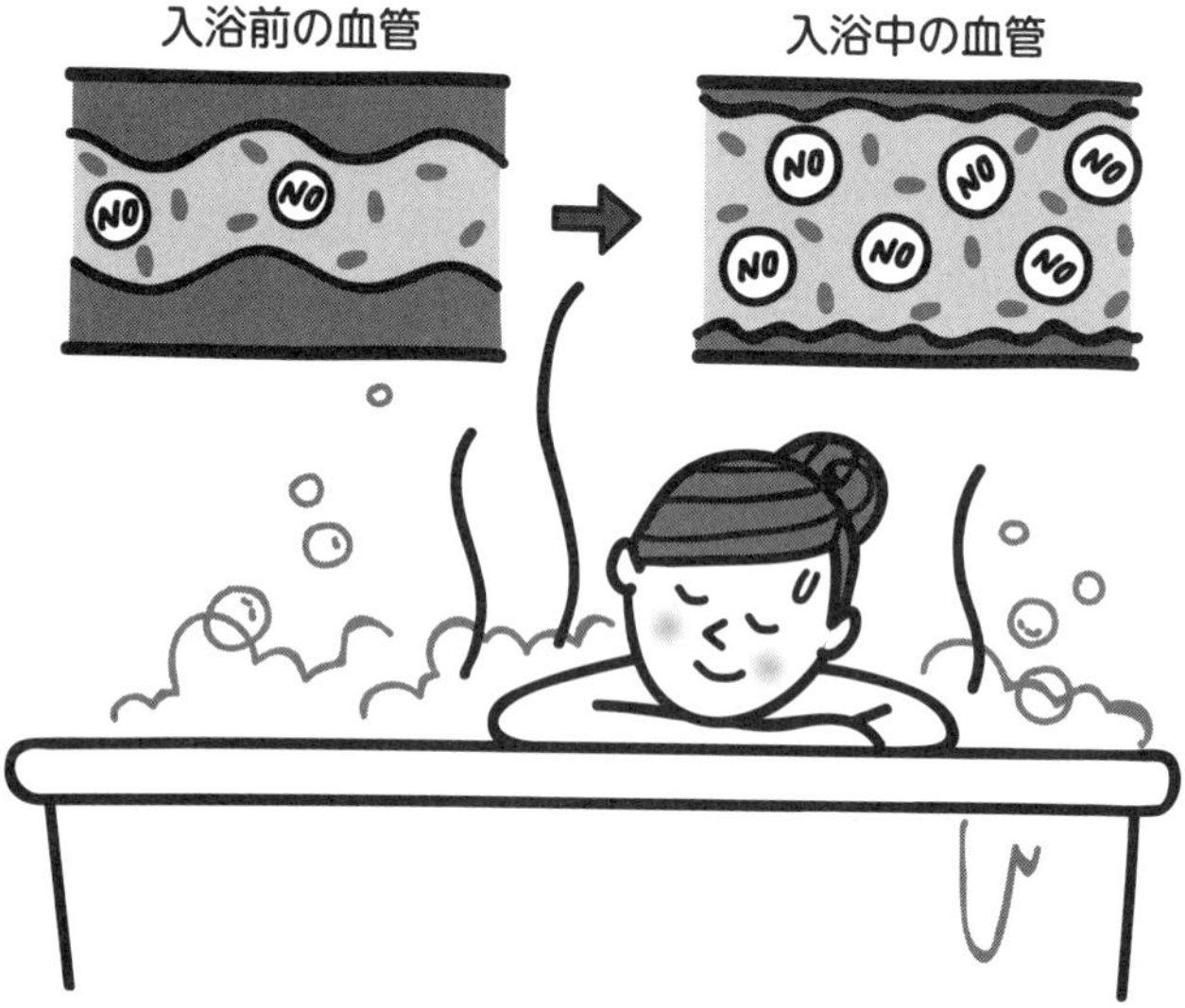

お湯の温度は、必ず41℃以下を守ってください。最適温度は夏なら36℃、真夏なら28〜36℃でも快適です。体が冷えやすい冬は38〜41℃。もちろん、個人差はありますから、長く入っていられる快適な温度をみつけてください。

私は朝晩それぞれ40分から1時間、38〜39℃の全身温浴を日課にしています。仕事のことは忘れてボーッと過ごす、かけがえのない時間です。

長時間、入浴していると時間をもてあましてしまいがち。なにも考えず、ボーッとするのがいちばんなのですが、リラックスできるなら、なにをやっても結構です。週末に一日4～5回、本や雑誌を持ち込んで読んでも、スマートフォンで動画を楽しみながらゆったり過ごすのもよいでしょう。防水機能を備えた音響機器で音楽を聞いたり、リラックスして楽しめる動画を見たりすることで可能なかぎり長時間入浴することをおすすめします。

朝でも夜でも体を温められる

健康な体を守っていくために重要な睡眠の質を上げることができるのも、重炭酸温浴のメリットの1つ。なかなか寝つけない「入眠困難」、睡眠時間は十分なのに寝た気がしない「熟眠困難」、眠りが浅く夜中や早朝に目が覚める「早朝覚醒」などの「睡眠障害」は、ストレスが原因になることが多く、生活の質を下げるとともに、体の不調や病気の原因になりうるものです。

一般的には不眠症と呼ばれる、これらの症状を改善して、ぐっすり眠りすっきり目覚めるためにも、リラクゼーション効果の高い、重炭酸入浴剤による全身温浴をぜひ役立ててください。

深部体温と皮膚温度の関係

『スタンフォード式 最高の睡眠』（西野精治、サンマーク出版）を参考に作成

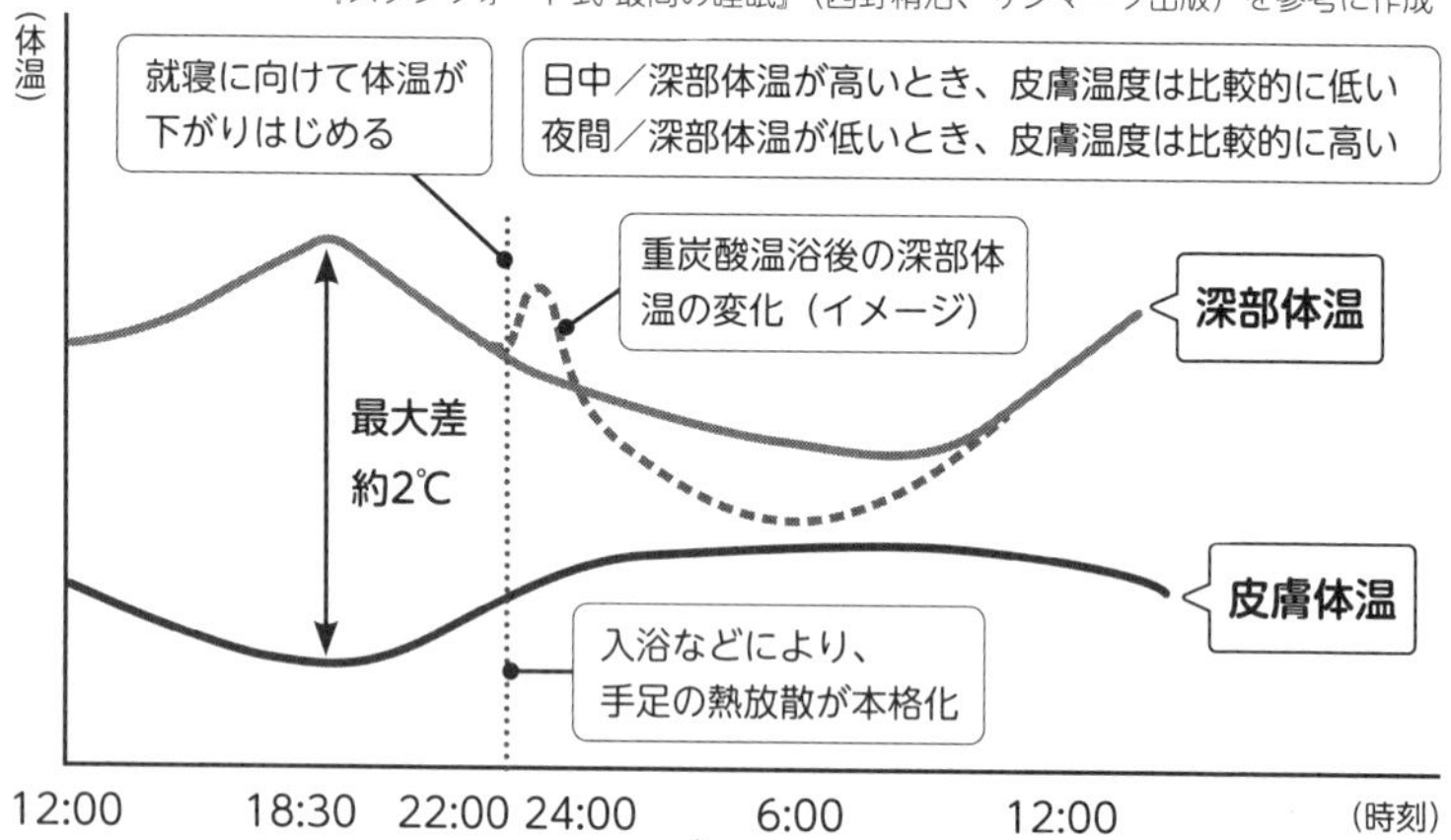

深部体温が下がり、手足が温かくなると眠くなる！

重炭酸温浴が睡眠の質を上げる理由は、リラクゼーション効果だけでなく、体温が関係しています。

人間の体は、活発に活動する昼間は体温が高く、日没から就寝する夜間には体温が下がるという身体リズムをもっています。自然に眠くなるときには、昼間は高かった体温が下がっているのです。通常、体温は体表面の温度を指しますが、重要なのは体の内部の深部体温です。

人間の体温は、深部体温が高いときには手足の皮膚温度は低く、深部体温が低いときには手足の皮膚温度が高いという関係があります。

眠りについて脳と体を休ませるときに下がるのは深部体温。その前段階として、体内の熱を放散する必要があり、体の末端から熱を放出するために手足が温かくなるわけです。つまり、深部体温が下がり、手足の皮膚温度が上がった状態が最も眠気をもよおす状態なのです。

「手足が冷えて寝つけない」

冷え性の人にかぎらず、冬の夜などにこのように感じた覚えは誰でもあるでしょう。手足の冷えは外部環境だけに左右されるものではありません。ストレスなどによって自律神経のバランスがわるくなっていると、寝ようと思って布団に入っても血流が停滞して、手足から熱を放散できないために深部体温が下がらず、なかなか寝つけないのです。体温が低い人は、眠りにつく体温の下げ幅が取れないのがその理由です。

このような入眠困難を解消するために、冷え性で体温が低い方に重炭酸温浴を強くおすすめします。入浴後は血流がよくなって体の芯まで温まり、体温が高くなることによって寝るときの体温の下げ幅が取れて、サッと入眠できるのです。

避けていただきたいのは、就寝直前の入浴です。特に血流がよくなる重炭酸温浴の場合は、深部体温が高いままでなかなか寝つけません。

人間は睡眠中、眠りの浅い「レム睡眠」と、眠りの深い「ノンレム睡眠」を交互にくり返しています。入眠直後90分間のノンレム睡眠は、脳と体にたいへん重要な時間。健康を大きく左右する「成長ホルモン」が盛んに分泌されるからです。

成長ホルモンはその名のとおり、子どもの成長を促すホルモンですが、大人では、疲労回復、ストレスの解消、細胞の修復、老化の抑制などに作用するのです。

「年をとると眠りが浅い」

このように言われるのは、「ノンレム睡眠」の減少を意味しています。加齢によって毛細血管がゴースト化し体温が低下して、睡眠の質が低下してしまうからです。成長ホルモンの分泌低下は、生活習慣病や老化を進めることにつながってしまいます。

高齢な方ほど、入眠をスムーズにして睡眠の質を高める、就寝2時間前の重炭酸温浴を試していただきたいと思います。

入浴は化学物質フリーが理想

ラウレス硫酸ナトリウムなどの界面活性剤、パラベンなどの防腐剤が含まれた石けんやシャンプー、リンスなどが皮膚から吸収されることは、第3章で詳しく説明したとおりです。また、化学物質を多く含む入浴剤も体を冷やします。

アレルギー疾患に対するパラベンとトリクロサンの影響を調べた研究報告で、EUやアメリカで販売禁止されたトリクロサンが、日本ではまだ販売されていることに対して、「トリクロサン含有商品の販売が差し控えられたにもかかわらず、トリクロサンを含む薬用石けんなどが使用されていた。トリクロサンは明らかにアレルギーを引き起こすことから、その使用を控えることが必要である」と警鐘を鳴らしていたことを思い出してください。

この研究で、パラベンがアレルギー疾患の発症や悪化に関与していることは明らかにされました。ラウレス硫酸ナトリウムによる健康被害が起こっていると報告した海外の研究論文、塩素が皮膚を乾燥させアトピー性皮膚炎を悪化させる要因になっていることを示唆した研究論文も紹介しました。

健康な人は化学物質の影響を感じにくいかもしれません。

くり返しますが、化学物質は経皮吸収され皮下脂肪に蓄積し、化学ストレスになります。副腎皮質からストレスホルモンのコルチゾールが分泌されて交感神経を刺激し、血流が低下して体を冷やすことにつながるのです。自覚できる症状は、肌が乾燥して荒れたり、不眠ぎみになったりする程度でしょう。けれども、これが常態化すれば、自律神経のバランスを崩し、血流の停滞と低体温を招くのです。

化学物質のリスクにさらされやすいのは、全身の肌バリアが破壊されやすい入浴時だということを意識してほしいと思います。全身を包む皮膚が、化学物質を吸収しやすい粘膜が、石けんやシャンプーに含まれる界面活性剤や抗菌剤を浴びる入浴時が最も危険なのです。

重炭酸入浴剤を使えば水道水の残留塩素を中和することはできますが、抗菌剤が含まれた石けんで体を洗うと、皮膚の健康を守る常在菌は洗い流されてしまいます。化学物質によって皮膚や髪は乾燥しやすくなります。

このような入浴を毎日のように続ければ、皮膚のバリア機能は低下するでしょう。化学物質を経皮吸収しやすくなり……あとは悪循環が待っています。

重炭酸温浴の健康効果が高くても、このような化学物質の悪影響をすべて打ち消すことはできません。

重炭酸温浴の血流促進効果を最大限に発揮させるために、石油系界面活性剤や抗菌剤、防腐剤を使用した石けんやシャンプー、リンスなどは一切使わないこと、使う場合はオーガニックの石けんやシャンプーを使用することをおすすめします。

安全性が疑わしく、避けられるものは避けるべきだと思いませんか？

自然本来の皮膚を守る

本来、私たち人間の皮膚は、清潔を保ち健康を守る機能をもっています。

古くなった角質層は自然にはがれ落ち、角質細胞の間にすき間なく存在する「セラミド」（細胞間脂質）が皮膚の水分を保ち、多くの常在菌が共生する皮脂膜は弱酸性に保たれてバリアの役割を果たす（皮膚が弱酸性なのではありません）――人工的なものでケアしなくても、自然に調和がとれた人体の驚異です。

この調和を崩すことは、健康の基盤を壊すことを意味します。

古くなった角質が皮膚の表面に残っていても、皮脂が酸化してにおいの原因になったとしても、水だけで洗い流せるようにできているのですから、シャンプーを使わない「ノー・プー」ブームは、自然なことなのだと思います。

重炭酸入浴剤を使って入浴し、洗髪して体を洗えば、皮膚や髪を乾燥させ、化学ストレスの原因となる成分を含んだ「石けん」「シャンプー」「コンディショナー」「リンス」「トリートメント」「保湿クリーム」「デオドラント」「スカルプケア用品」が不要になります。

もともと自然界にあった重炭酸泉を再現した重炭酸イオン水は重曹とクエン酸を含むため、自然から授かった皮膚の作用を損なわずに洗浄することができるだけでなく、血流が促進されて肌も髪も健康も正しく整えます。

もう一度、思い出してください。

「人は自然から遠ざかるほど病気に近づく」

いま、私たちが噛みしめるべき箴言です。

流通大手のイオンは、自社のプライベートブランドである「トップバリュグリーンアイフリーフロム」において、「気になるものは入れない、いらない」をキャッチコピーにした「なくす１０９」を展開しはじめました。食品添加物や洗浄剤に使われている化学物質など１０９種類を使用しない販売施策です。

社会があらゆる方向でＳＤＧｓを推進しはじめているのです。

コラム

日本一の重炭酸泉「長《なが》湯《ゆ》温泉」

私が「重炭酸温浴法」を発案するきっかけとなった 大分県竹《たけ》田《た》市の「長湯温泉」は、名実ともに日本一の重炭酸泉です。

風光明媚な竹田でゆったりと湯治を楽しんでみたいという方向けに、小星重治がおすすめする長湯温泉の楽しみ方をまとめてみました。

療養・観光・食の三拍子がそろった名湯

古くから評価されてきた健康効果

九州本土の最高峰であることから、「九州アルプス」とも呼ばれる「くじゅう連山」の麓に位置する大分県竹田市《たけたし》が誇る長湯《ながゆ》温泉。奈良時代に編纂された『豊後国風土記《ぶんごのくにふどき》』に記述のある古代からの名湯です。36もの源泉をもつ温泉群で、くじゅう連山の東にそびえる大船山に源をもつ芹川沿いに帯状に分布しています。

泉質の最大の特徴は、鉄分など豊富なミネラルを含み、中性の地下水に炭酸ガスが吹き出して溶け込んだ日本では数少ない中性重炭酸泉であること。

昭和初期には泉質を調査した九州帝国大学の松尾武幸《まつおたけゆき》教授に「世界稀有の含炭酸泉」と称され、1969年（昭和44年）に発行された『温泉学』には、「日本一の含炭酸泉」と記されています。

長湯温泉へのアクセス

目安の所要時間

大分空港 ➡ 湯布院IC 約50分
湯布院IC ➡ 長湯温泉 約40分
大分光吉IC ➡ 長湯温泉 約40分
熊本空港 ➡ 長湯温泉 約1時間50分

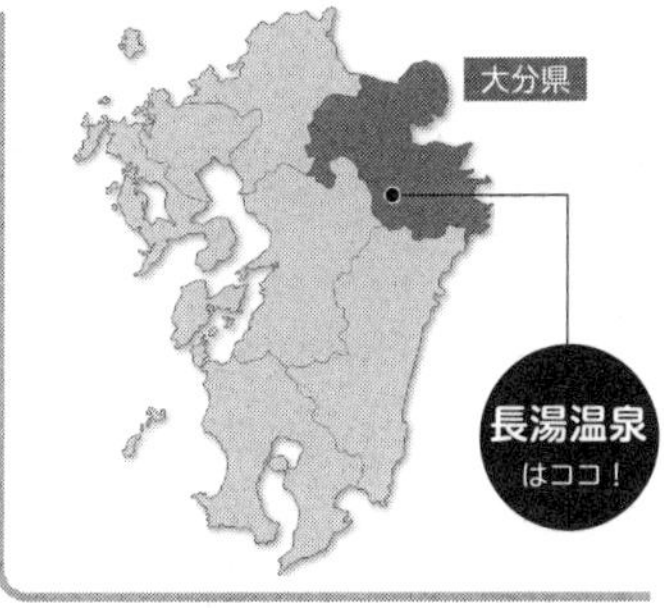

マイカー・レンタカーを利用

- 大分空港 →（大分空港道路 日出バイパス 大分自動車道 経由）→ 湯布院IC → 国道210号（庄内方面）→ 県道30号線（長湯方面）→ 長湯温泉
- 福岡方面 →（大分自動車道 経由）→ 湯布院IC → 国道210号（庄内方面）→ 県道30号線（長湯方面）→ 長湯温泉
- 北九州方面 →（東九州自動車道経由）→ 大分光吉IC → 国道210号（稙田方面）→ 国道442号（竹田方面）→ 県道412号線（長湯方面）→ 長湯温泉
- 熊本空港 → 国道57号（竹田方面）→ 国道442号（長湯方面）→ 県道30号線（長湯方面）→ 長湯温泉

空港より公共交通機関を利用

- 大分空港 →（空港特急バス エアライナー 約1時間）→ 大分駅 →（JR特急 約1時間）→ 豊後竹田駅 →（路線バス 約40～50分 タクシー 約20分）→ 長湯温泉
- 熊本空港 →（高速・連絡バス 約2時間20分）→ 竹田温泉花水月 →（徒歩 約5分）→ 豊後竹田駅

長湯温泉

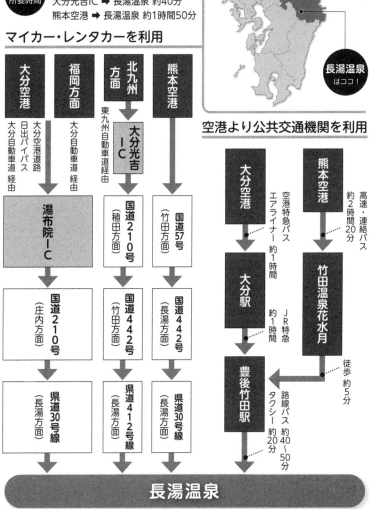

日本一を称する炭酸泉はほかにもあるのですが、血液に近い中性のpH《ペーハー》、重炭酸イオンの濃度、ぬるめの適温、湧出量、飲泉文化などを誇り、ドイツの名湯バート・ナウハイムやバーデン＝バーデンなどにも劣らない重炭酸泉の長湯《ながゆ》温泉が名実ともに日本一の炭酸泉だと私は思っています。ちなみに竹田《たけた》市はバート・クロツィンゲンなどと友好姉妹都市として30年以上の親交があります。

実際、泉質を調べると、長湯温泉の炭酸泉は水素イオン濃度が中性ですから、正確には「日本一の重炭酸泉」。シリカなど地下水のミネラル成分が豊富で、中性〜アルカリ性の湯だからこそ、炭酸ガスが中和され、健康効果の高い重炭酸イオン泉になっているのです。

医療費控除の対象になる施設

186ページで紹介したように、長湯温泉には交通費なども医療費控除の対象となる「温泉利用型健康増進施設」（2020年12月厚生労働省認定）などが複数あります。認定3施設を数えるのは全国の温泉地で長湯温泉だけです。

温泉療養複合施設「クアパーク長湯」

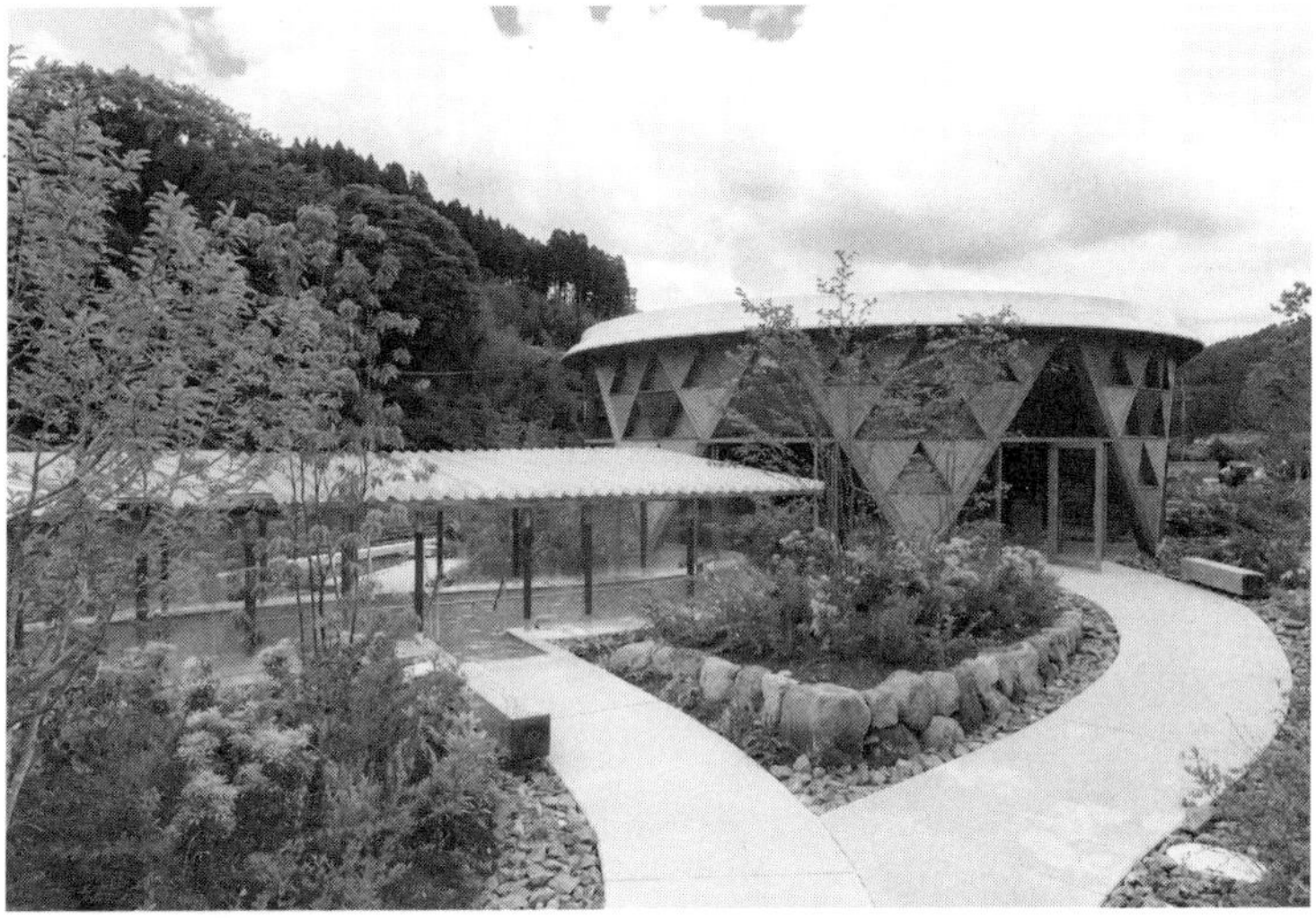

ユニークな木造建築のクアハウス（温泉棟）と、その前に延びる歩行湯。

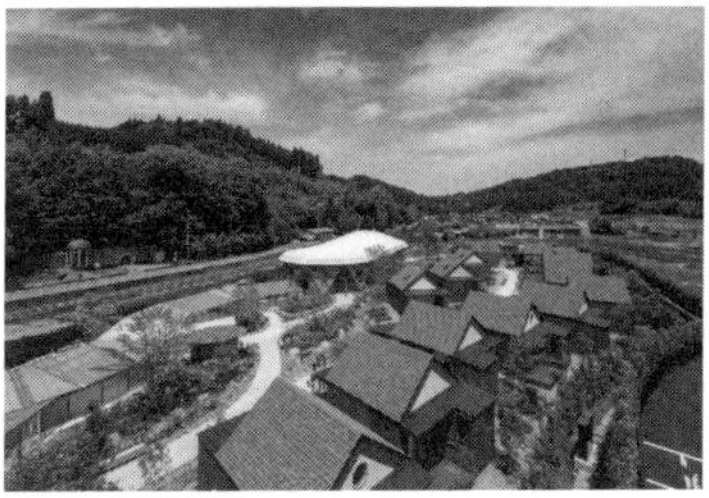

クアパーク長湯全景。

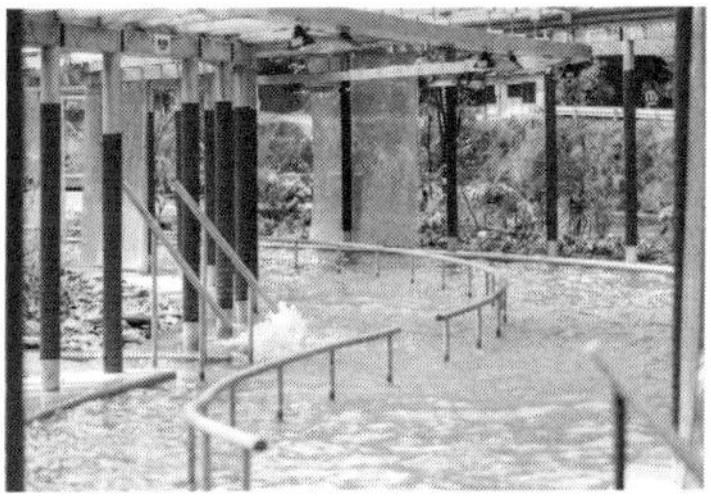

水着で温浴エクササイズができる往復100mの歩行湯。

ドイツの温泉保養地「クアオルト」をモデルにした長湯温泉の新名所。温泉浴、飲泉、歩行湯、ジャグジー、サウナ、多目的ホールなどを備えた温泉棟、レストラン、宿泊棟で構成されている。長湯温泉に3つある「温泉利用型健康増進施設」の1つ。

※認定施設を利用して温泉療養を行い、かつ要件を満たしている場合には、施設の利用料金、施設までの往復交通費について、所得税の医療費控除を受けることができる。医療費控除の申請には、事前の諸手続きが必要。療養に出かける前に必ず確認を。

長湯《ながゆ》温泉療養文化館「御前湯《ごぜんゆ》」は、3本の源泉をもつ日帰り温泉施設。温泉利用指導者が常駐していて、健康相談にも応じてくれます。

「竹田《たけた》市直入《なおいり》B&G海洋センター体育館」は、体育館をはじめとした運動施設と簡易宿泊所などからなる複合施設（体育館が医療費控除対象施設）。

「クアパーク長湯」は、ドイツの温泉保養地クアオルトを原型とした温泉療養複合施設。宿泊施設を併設し、50mの歩行湯プールや大型露天風呂などを有する、2019年6月にグランドオープンした長湯温泉の新名所です。

温泉と食、散策で織りなす「現代版湯治」

もちろん、温泉利用型健康増進施設以外にも長湯温泉の名所は豊富にあります。

長湯温泉の人気スポットといえば、温泉街の中心を流れる芹川の河原にある露天混浴の「ガニ湯」や、昭和の文豪・大佛次郎《おさらぎじろう》が「これぞ、ラムネの湯だぜ」と感激したという炭酸の泡で有名な「ラムネ温泉館」でしょう。

温泉旅館や宿泊施設だけでなく、ふらっと立ち寄ることができる「立ち寄り湯」が

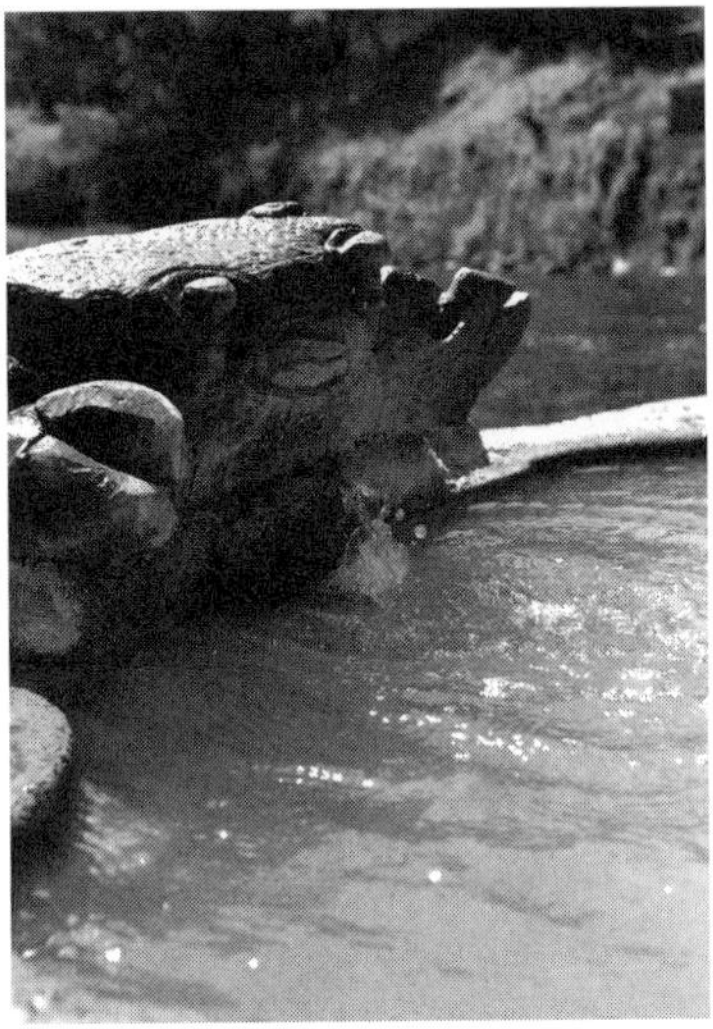

長湯温泉の名物スポット「ガニ湯」。

多いのが長湯温泉の魅力です。温泉街で立ち寄り湯を利用できる施設は20か所以上。それぞれ微妙に異なる泉質や、浴場の雰囲気を楽しんでください。また、温泉街には数か所の「飲泉所」も設置されています。

現在、長湯温泉は、「温泉」「食」「散策」を一体とした「現代版湯治」というあらたな湯治スタイルを提案するとともに、北部九州地域の企業に勤める方たちの健康づくりに貢献する、リモートワークが可能なワーケーション（働きながら休暇をとる過ごし方）の名所となるよう準備を進め、これをアピールしています。いずれも、従来の温泉地にはなかった取り組みといえるでしょう。

現代版湯治は重炭酸泉につかってゆっくり療養し、竹田の郷土食である川魚やすっぽん料理、地元で収穫される新鮮な野菜を味わい、自然豊かな長湯温泉周辺を散策することを提案する総合型療養といえるもの。

重炭酸イオンで血流をよくして体を整え、おいしくて体によいものを食べれば、心も体も満足します。長い歴史をもつ温泉街の風情を楽しみ、素朴な日本の原風景のなかを歩けば、日頃のストレスは吹き飛ぶことでしょう。

長湯《ながゆ》温泉街から徒歩20分弱の高台にある「丸山公園展望台」は、ウオーキングのおすすめスポット。きつい急勾配を登ったごほうびに、長湯の街とくじゅう連山を望む絶景が広がります。現在、丸山公園のさらに上、地元で「天空の杜」と呼ばれる場所に、九州アルプスを眺めながら温泉につかることができる頂上温泉露天風呂の建設計画が進められ、私もこの計画に参画しています。

長湯温泉が提案する「現代版湯治」と「ワーケーション」を、ぜひご体験ください。なお、長湯温泉についてもっと詳しく知りたい方に、私も編集協力している長湯温泉のガイドブック『医者がすすめる温泉療行 大分県竹田市 長湯温泉』（笠倉出版社）をおすすめします。

あとがき

本書の出版の準備をしていた2020年から2021年にかけて、蔓延し続ける新型感染症COVID-19は、収束する気配を示すどころか再び感染拡大の局面にあります。ワクチンの接種がはじまりましたが、なかなかおさまりそうにもありません。

この新型感染症に感染し重症化して亡くなったのは、糖尿病などの基礎疾患をもっていた人々が多いことを皆さんご存じのことと思います。多くは高齢者ですが、最近では感染力も毒性も強まった変異型ウイルスの影響で若者でも重症化し、20代の死亡例も出ています。ワクチンの接種拡大が急がれるゆえんです。人生100年時代といわれる高齢社会において、若者は貴重な命であり、将来を嘱望された命が失われるのは忍びがたく、痛ましいかぎりです。

ウイルスと戦うのは基本的に免疫です。

私は新型感染症による犠牲者の報道に接するとき、健康の基盤を日常から強固にしておくことがいかに重要か、体温を上げ免疫を高めておくことの大切さを身にしみて感じます。あらゆる病気の原因となる免疫機能の低下、全細胞の活性を担う血流の重要性、低体温と低血流を改善する重炭酸温浴法の普及の意義をあらためて感じ、多くの方にこの健康法を知っていただきたいという思いがさらに募っています。

2020年に上梓した『体温を1℃！上げなさい』（自由国民社）は、幸いなことに大型店でも話題になるなど、大きな反響をもって迎えていただきました。たいへんありがたいことと感謝する一方、わかりやすくしようとするあまり、説明が不足したり、体にわるい商品とはいえ批判はできるだけやめようと遠慮したりしましたが、真に日本の未来のため、持続可能な社会と人の健康のため、本当のことを伝えなければ、このまま死ねないという反省もありました。

なにも知らなければそれですむということもありますが、ある方にはご迷惑をかけても真実を伝えようという気持ちをお許しいただき、本書では、免疫機能と体温の関係や、化学物質が経皮吸収によって体を蝕む機序などについて、論文を交えて詳しく解説しています。それが世界の流れであることもご理解いただきたいと思った次第です。

いくぶん難しい内容となりましたが、ご自身の体について、起こっていることをよ

健康SDGs

お湯を代えれば命が変わる！

発行日　2021年9月27日　初版発行

■著者

株式会社ホットアルバム
炭酸泉タブレット代表取締役

小星重治（こぼし しげはる）

1944年生まれ。神奈川県立相原高校工業化学科卒業後、小西六写真工業株式会社（現：コニカミノルタ株式会社）に入社。1984年、写真の常識であった水洗処理をなくし、店頭で1時間で処理できるミニラボ技術を世界で初めて開発。膨大な資源保護と公害防止への貢献から、全国発明賞、科学技術庁長官賞、紫綬褒章を受賞する。2006年、同社の顧問を退任し、ホットアルバムコムを設立。その後も2011年にホットアルバム炭酸泉タブレット、2015年に長湯ホットタブを設立し、クアパーク長湯を経営。さらに2020年3月に4社目となる小星重治体温免疫力研究所を設立。ドイツの自然炭酸泉の研究をベースに、入浴によって免疫力を高める健康法としてKOBOSHI METHOD「重炭酸温浴法」を確立した。著書に『体温を1℃!上げなさい』（自由国民社）がある。

■監修者

医学博士

奴久妻智代子（ぬくづま ちよこ）

1959年生まれ。医療法人社団タイオン サーモセルクリニック理事、獣医師、医学博士。北海道大学大学院獣医学研究科修了後、同大学大学院医学研究科にてウイルスのDNAワクチンに関する研究で医学博士学位取得。金沢医科大学熱帯医学研究所（現 総合医学研究所）、大阪大学医学部付属動物実験施設、カリフォルニア工科大学Dr. James H. Strauss 研究室等を経てウイルスと宿主免疫の研究に携わるなか、HIV感染症に全身温熱療法を適用することで免疫を維持しながらウイルスの増殖を抑え、AIDSの発症を阻止する試みがアメリカやロシア等で行われていることを知り、ウイルス研究の一環として2000年から全身温熱療法の基礎研究に従事。現在、種々の加温法による効果と安全性の研究結果を健康増進に活かすことを目指し、重炭酸温浴法の臨床応用にかかわる研究も行っている。

■発行人
笠倉伸夫

■発行所
株式会社笠倉出版社
〒110-8625
東京都台東区東上野2-8-7 笠倉ビル
内容に関する問い合わせ sales@kasakura.co.jp
販売 0120-984-164

■印刷・製本
株式会社光邦

ISBN 978-4-7730-6127-7

く知っていただくことが重要ではないかと考えたためでもあります。

西洋医学は緊急医療として非常に重要です。しかしながら、自律神経や自己治癒力、生体恒常機能など、本来の体の働きを理解したうえで正しい医療を受けるべきで、対症療法薬だけでは健康になることはできません。

30年近くも前のことでしょうか、わたしの長女が血液に細菌が入ってしまう病で、突然危篤に陥ったことがありました。薬を変えた3日目からぐんぐんよくなり、命を救われました。薬の大切さは十分理解し、承知しています。薬を正しく理解し、正しく使うべきだと思うばかりです。

本書を参考にして本当の健康づくりに、重炭酸温浴を健康法の一部として実践いただき、感染症のみならず、あらゆる病気を跳ね返す免疫を身につけていただけましたら、これにまさる喜びはありません。最後になりましたが、本書の刊行にご尽力いただいた多くの皆さまに心より御礼申し上げ感謝いたします。

２０２１年８月

小星重治